高等学校医学类应用型示范专业实验教学教材

检体诊断学实训

主　　编　邢凤梅　刘俊杰
副 主 编　孙国贵
编　　委（按姓名汉语拼音排序）
　　　　　白　鸽（唐山市人民医院）
　　　　　戈艳蕾（华北理工大学附属医院）
　　　　　韩　璐（华北理工大学附属医院）
　　　　　刘俊杰（华北理工大学临床医学院）
　　　　　孙国贵（华北理工大学附属医院）
　　　　　王婧瑶（华北理工大学临床医学院）
　　　　　王　亮（华北理工大学附属医院）
　　　　　王　茹（开滦总医院）
　　　　　王一超（华北理工大学临床医学院）
　　　　　邢凤梅（华北理工大学临床医学院）
　　　　　邢　影（唐山市人民医院）
　　　　　许　颖（开滦总医院）
　　　　　于笑涵（华北理工大学临床医学院）
　　　　　张婧曦（华北理工大学临床医学院）
　　　　　赵济华（华北理工大学临床医学院）
照片模特　刘仁杰　丁家杉　井思达

北京大学医学出版社

JIANTI ZHENDUANXUE SHIXUN

图书在版编目（CIP）数据

检体诊断学实训 / 邢凤梅，刘俊杰主编． -- 北京：北京大学医学出版社，2025. 1. -- ISBN 978-7-5659-3259-5

I . R443

中国国家版本馆 CIP 数据核字第 202401MP37 号

检体诊断学实训

主　　编：邢凤梅　刘俊杰
出版发行：北京大学医学出版社
地　　址：（100191）北京市海淀区学院路 38 号　北京大学医学部院内
电　　话：发行部 010-82802230；图书邮购 010-82802495
网　　址：http://www.pumpress.com.cn
E-mail：booksale@bjmu.edu.cn
印　　刷：北京信彩瑞禾印刷厂
经　　销：新华书店
责任编辑：郭　颖　　责任校对：靳新强　　责任印制：李　啸
开　　本：850 mm×1168 mm　1/16　印张：8.75　字数：252 千字
版　　次：2025 年 1 月第 1 版　2025 年 1 月第 1 次印刷
书　　号：ISBN 978-7-5659-3259-5
定　　价：28.00 元

版权所有，违者必究

（凡属质量问题请与本社发行部联系退换）

前 言

检体诊断学是医学教育的桥梁课程之一，不仅涵盖病史采集和体格检查两大基础医学技能，更是培养医学生临床思维和实践能力的重要环节。本教材旨在融入"三学"理念——"学生为主体，学为主，学习效果为导向"，以及课程思政元素，为学生提供一个全面、系统的学习平台。同时，配合微课视频的辅助教学，使得学习过程更加生动、直观。

"检体诊断学实训"作为医学生步入临床实践的桥梁，其重要性不言而喻。从基本的体格检查到复杂的病史采集，每一步都是对医学生临床技能的锻炼和提升。本教材注重理论与实践的结合，强调基本技能及临床思维，旨在培养和提高学生的职业道德素养、医患交流与沟通能力、临床思维与批判性思维能力、临床决策能力、防病治病能力、完成临床工作及常用技术操作的能力等。

为了适应现代教育的需求，本教材还配备了微课视频，通过视频教学的方式，使学生能够更加直观地理解操作技能和技巧。这种多媒体教学手段的引入，不仅丰富了教材的呈现形式，也提升了学生的学习兴趣和效率。

本教材的编写得到了北京大学医学出版社及华北理工大学相关部门的支持，在此表示衷心的感谢。由于作者水平有限，不足之处在所难免，诚望大家在使用过程中提出宝贵意见，以便我们及时改正。

编者

目 录

第一篇 病史采集与主要症状的问诊

第一章 病史采集的方法与技巧 ... 2
- 一、问诊 ... 2
- 二、病史采集的内容 ... 2
- 三、问诊的基本方法和技巧 ... 6
- 四、特殊情况的问诊技巧 ... 7
- 五、问诊的注意事项 ... 9

第二章 主要症状问诊要点及鉴别点 ... 10
- 一、发热 ... 10
- 二、水肿 ... 14
- 三、头痛 ... 16
- 四、呼吸困难 ... 18
- 五、胸痛 ... 19
- 六、咳嗽与咳痰 ... 21
- 七、咯血 ... 23
- 八、腹痛 ... 24
- 九、黄疸 ... 28
- 十、恶心与呕吐 ... 30
- 十一、呕血 ... 33
- 十二、便血 ... 35
- 十三、腹泻与便秘 ... 37
- 十四、无尿、少尿与多尿 ... 40
- 十五、尿频、尿急与尿痛 ... 42
- 十六、血尿 ... 44
- 十七、腰背痛 ... 48
- 十八、关节痛 ... 50
- 十九、消瘦 ... 52
- 二十、抽搐与惊厥 ... 54
- 二十一、意识障碍 ... 56

第二篇　体格检查

第三章　基本检查方法 ······ 60
　一、体格检查的基本方法 ······ 60
　二、体格检查的注意事项 ······ 65

第四章　一般检查 ······ 67
　一、一般状态与生命体征 ······ 67
　二、皮肤与淋巴结检查 ······ 70

第五章　头颈部检查 ······ 72
　一、头部检查 ······ 72
　二、颈部检查 ······ 75

第六章　胸部检查 ······ 78
　一、胸壁、胸廓与乳房检查 ······ 78
　二、肺与胸膜检查 ······ 79

第七章　心脏检查 ······ 88
　一、视诊 ······ 88
　二、触诊 ······ 89
　三、叩诊 ······ 91
　四、听诊 ······ 92

第八章　腹部检查 ······ 96
　一、视诊 ······ 96
　二、听诊 ······ 98
　三、叩诊 ······ 99
　四、触诊 ······ 101

第九章　生殖器、肛门与直肠检查 ······ 107
　一、男性生殖器检查 ······ 107
　二、女性生殖器检查 ······ 108
　三、肛门与直肠检查 ······ 108

第十章　脊柱与四肢检查 ······ 110
　一、脊柱检查 ······ 110
　二、四肢检查 ······ 112

第十一章　神经系统检查 ······ 115
　一、脑神经检查 ······ 115
　二、运动功能检查 ······ 116
　三、感觉功能检查 ······ 117
　四、神经反射检查 ······ 118

五、自主神经功能检查 ··· 121
第十二章　系统体格检查 ··· 123
　　一、系统体格检查的原则 ··· 123
　　二、系统体格检查的顺序及项目 ·· 124
　　三、系统体格检查中常见的问题 ·· 130

病史采集与主要症状的问诊

第一篇

第一章　病史采集的方法与技巧

一、问诊

问诊（inquiry）是通过医师对患者或相关知情人员进行全面、系统的询问获取患者病史资料，经过综合分析而作出临床判断的一种诊法。病史资料的完整性和准确性对疾病的诊断和处理具有很大的意义。而问诊是病史采集（history taking）的主要手段，通过医师的提问与患者或知情人的回答了解疾病的发生、发展过程，是每个临床医师必须掌握的临床技能。根据问诊目的的不同，大致可分为全面系统的问诊和重点问诊。对住院患者需要全面系统的问诊，而对急诊和门诊患者则需要重点问诊。对全面系统问诊的学习和掌握是学习重点问诊的基础和前提。

通过问诊可以了解疾病的发生、发展、诊疗经过、既往健康及患病情况等，对诊断具有极其重要的意义，也可为随后对患者进行的体格检查和各种诊断性检查的安排提供最重要的基本资料。在某些疾病的初期，机体只是处在功能或生理病理改变的阶段，缺乏器质性或组织、器官形态学方面的改变，体格检查、实验室检查甚至特殊检查均无阳性发现。通过问诊可以获得患者某些特殊的主诉感受，如头晕、乏力、失眠、疼痛、焦虑、食欲减退等症状，有利于疾病的早期诊断。另外，有些常见疾病通过问诊了解病史特点即可作出初步诊断，如支气管炎、心绞痛、癫痫、感冒、胆道蛔虫症、疟疾等。对缺乏典型临床表现、病情复杂的病例，详细、深入、细致的问诊尤为重要。忽视问诊，获取的病史资料会残缺不全，对病情了解不够详细、准确，往往会造成临床漏诊或误诊。

问诊是医师诊治患者的第一步，正确的问诊方法和良好的问诊技巧，不但可以帮助医师获得重要的临床资料，还可以使患者感到医师亲切和可信，有信心与医师配合，有利于建立良好的医患关系，对进一步诊治疾病具有重要意义。另外，问诊还可以通过交流传达信息、教育患者，甚至交流与沟通本身也具有治疗作用，可以减轻患者的精神压力，有助于提高治疗效果。在生物-心理-社会医学模式下，医师不仅要具有自然科学方面的知识（医学专业知识），还要有较高的人文科学、社会科学的修养，能够从生物、心理和社会等多角度去了解和诊治患者。良好的交流、沟通及教育患者的技能，是现代医师重要的素质特征之一。

随着现代医学的发展，先进的诊断技术被广泛应用于临床，使疾病诊断水平不断提高。问诊是获得临床资料的第一步，是体格检查和各种先进检查技术无法替代的，医学生必须认真学习问诊，掌握问诊方法与技巧，反复实践，以求能将问诊熟练地应用于临床工作中。

二、病史采集的内容

（一）一般项目

一般情况（general data）包括姓名、性别、年龄、籍贯、出生地、民族、婚姻、工作单位、职业、通信住址、电话号码、入院日期、记录日期、病史陈述者及其可靠性等。如病史陈述者不是患者本人，应注明其与患者的关系。年龄本身也具有重要的诊断参考意义，应为具体年龄，不能简单以"成人"或"儿童"代替。

（二）主诉

主诉（chief complaint）为患者感受最主要的痛苦或最明显的症状或（和）体征及其持续时间，即本次就诊最主要的原因及其持续时间。主诉也是疾病的主要矛盾。确切的主诉可以初步反映病情的轻重缓急，并为调查、认识、分析、处理疾病提供重要线索，具有重要的临床诊断价值。主诉应以一两句话概括，同时注明主诉发生至就诊的时间，简明扼要，如"发热伴关节肿痛2天""右侧肢体乏力4 h"。主诉若包括不同时间出现的几个症状，则应按其症状发生的先后顺序排列，如"活动后胸闷、气促2年，加重伴双下肢水肿10天"，"反复上腹部疼痛5年，解黑便2天"。记录主诉时应尽可能用患者描述的主要症状，并以医学术语表述，但不能用疾病诊断用语，如用"多饮、多食、多尿、消瘦2年"，而不能描述为"糖尿病2年"。病程较长、病情复杂的病例，由于症状、体征较多，或病史陈述者诉说内容多而繁杂，不容易简单概括出主诉，则应结合整个病史，综合分析，抓住重点，归纳出更能反映其疾病特征的主诉。另外，对部分患者病情没有连续性的情况，应灵活掌握，如"发现腹部包块1年余，腹痛、腹胀1周"。对于缺乏临床症状，但诊断资料和入院目的十分明确的患者，可以用以下主诉，如"体检发现胆囊结石10天""发现血压升高2个月"。

（三）现病史

现病史（history of present illness）是病史中的主体部分，记述患者患病后的全过程，即发生、发展、演变和诊治经过。具体问诊可按照以下内容和程序进行。

1. 起病情况与患病时间 起病情况对疾病的诊断具有重要的鉴别意义。不同疾病的起病（或发作）有其各自的特点，有些疾病急性起病，如脑血管病、心绞痛、心肌梗死、动脉瘤破裂等；有些疾病起病缓慢，如肿瘤、结核、风湿性心瓣膜病等；脑出血、高血压危象常发生于情绪激动或紧张时；脑血栓形成多发生在睡眠、休息时。患病时间是指从起病至就诊或入院的时间，可按数年、数月、数日计算，如发病急骤者，应以h、min为计时单位。例如"突发意识不清1 h"或"突发抽搐30 min"。如先后出现几个不同症状，应追溯到首发症状的时间，并按时间顺序依次询问整个病史后分别记录，如"反复头晕5年，饮水呛咳3个月，右侧肢体活动不灵5天"，从以上症状及其发生时间顺序可以看出，慢性脑供血不足患者呈现脑梗死并逐渐加重的发展过程。

2. 主要症状的特点 包括部位、性质、程度、持续时间、缓解或加剧因素等。了解这些特点有利于判断疾病所在的系统或器官以及病变的部位、范围和性质。如上腹疼痛多为胃、十二指肠或肝、胰腺等疾病；右下腹急性腹痛则多为阑尾炎所致，若为女性患者，还应注意卵巢和输卵管疾病；若为全腹痛，则提示病变广泛或累及腹膜。又如，出现"偏瘫"多考虑为内囊病变所致，"截瘫"则考虑为脊髓病变所致，而"交叉瘫"则提示为脑干病变。对症状的性质也应进行详细询问，以利于鉴别诊断，如绞痛、胀痛、灼痛、隐痛，以及症状的持续性或阵发性、发作或间歇的时间等。以消化性溃疡为例，其主要症状的特点为上腹部疼痛，可持续数日或数周，在几年之中可以表现为周期性发作，有季节性发病等特点。

3. 病因及诱因 问诊时应尽可能地了解与本次发病有关的病因（如感染、中毒、外伤等）和诱因（如情绪、环境改变、起居饮食失调、气候变化等），有助于明确诊断及拟定治疗措施。对于直接或近期的病因患者往往容易提出，而当病程较长或病因比较复杂时，患者往往难以言明，并可能提出一些似是而非或自以为是的因素，这时医师应进行科学的归纳，切不可不加分析地记入病史。

4. 病情的发展及演变 指患病过程中主要症状的变化或新症状的出现。如高血压患者平时未规律服药，常有头晕不适，在一次情绪激动后突然出现头痛、偏瘫，应考虑到脑出血的可能。如有心绞痛病史的患者本次发作疼痛加重而且持续时间较长，则应考虑急性心肌梗死的可能。如肝硬化患者出现表情、情绪和行为异常等新症状，则可能并发了肝性脑病。

5. 伴随症状　在主要症状的基础上又同时出现一系列的其他症状，这些伴随症状常是鉴别诊断的依据，或提示出现了并发症。如头晕可能为多种病因的共同症状，单凭这一症状尚不能明确诊断，如问明伴随的症状，则诊断的方向会明朗很多。如头晕伴视物旋转，并与转动颈部有关，则可能为颈椎病椎-基底动脉供血不足所致；头晕伴共济失调，无肢体瘫痪，很容易考虑到小脑病变。又如急性上腹痛，原因可以很多，若患者同时伴有恶心、呕吐、发热，特别是又出现了黄疸和休克时，即很容易想到急性胰腺炎的可能。反之，按一般规律某病应出现的伴随症状实际上却没有出现时，也应记述于现病史当中，以备进一步观察，因为这种阴性表现常常可作为鉴别诊断的重要参考资料。一份好的病史不应放过任何一个主症之外的细小伴随症状，因为它们往往对明确诊断有不可忽视的作用。

6. 诊治经过　患者本次就诊前如接受过其他医疗单位的检查与治疗，则应询问其具体诊断检查措施及其结果。若已给予药物治疗，则应询问具体用药名称、剂量、疗程、疗效等。所问得的病名及药名在记录时应加引号。

7. 一般情况　包括患者发病以来的精神、体力状态、食欲及饮食量的改变，二便与睡眠的情况及体重改变等。这对全面评估患者的病情和预后，以及指导治疗十分重要。

（四）既往史

既往史（past history）包括既往的健康状况和过去曾经患过的疾病（包括各种传染病）、外伤和手术、预防注射、过敏，特别是与目前所患疾病有密切关系的情况。例如对风湿性心脏病患者应询问过去是否反复发生过咽痛、游走性关节痛等；对癫痫的患者应了解过去是否有过颅脑外伤、手术；对晕厥的患者应询问过去是否有过心律失常。记录顺序一般按发病年月的先后顺序排列。在记述既往史时应注意不要与现病史发生混淆，如现患肺炎，则不应把数年前也患过肺炎的情况写入现病史。而对消化性溃疡患者，则可把历年发作的情况记述于现病史中。

1. 慢性病史　高血压、糖尿病、冠心病、慢性阻塞性肺疾病及消化系统疾病等。

2. 传染病史及接触史　麻疹、伤寒、疟疾、肝炎、肺结核等，上述各种疾病征象、治疗经过、有无后遗症等。

3. 过敏史　对药物、食物或其他接触物的过敏史等。

4. 外伤、手术及输血史　外伤部位、手术性质和日期、输血成分、输血量和日期。

5. 预防接种史　预防接种情况，尽可能注明名称。

（五）系统回顾

系统回顾（review of systems）可以帮助患者或医生避免在问诊过程中忽略或遗漏内容，从而使医生在短时间内简要地了解患者除现在所患疾病以外的其他各系统是否发生目前尚存在或已痊愈的疾病，以及这些疾病与本次疾病之间是否存在因果关系。系统回顾是住院病历不可缺少的一部分，涉及的临床疾病很多，医学生在学习采集病史之前必须对各系统可能出现的症状和体征的病理生理意义有比较清楚的理解。在实际应用时，可针对具体患者，根据情况变通调整内容。其主要内容如下。

1. 头颅五官　视力障碍、嗅觉障碍、耳鸣、耳聋、齿龈出血、味觉障碍。

2. 呼吸系统　咳嗽的性质、程度、频率、与气候变化及体位改变的关系。痰液的颜色、量、性状、气味。咯血的颜色、量、性状。胸痛的时间、部位、性质、程度以及与呼吸、咳嗽、体位的关系。呼吸困难的出现时间、性质、程度。有无发冷、发热、盗汗、食欲下降等。

3. 循环系统　有无心悸，发生的时间及诱因。心前区疼痛的性质、程度、出现和持续时间、频度，有无放射痛及放射的部位，疼痛的诱因和缓解方式。呼吸困难的诱因、程度，与体力活动和体位的关系，有无咳嗽、咯血。水肿的部位、时间。排尿的量，有无昼夜改变。腹水、肝区疼痛、头晕、晕厥、心脏疾病、高血压病等。对于女性患者还应询问在妊娠、分娩时有无高血压和心功能不全的情况。

4. 消化系统 腹痛的诱因、起病缓急、部位、程度、性质、持续时间，有无规律，是否向其他部位放射，与饮食、气候及精神因素的关系，按压时疼痛减轻或加重。腹泻的诱因、起病缓急、次数，腹泻物的性质、量、颜色、气味、缓解及加重方式。呕吐的诱因、性质、次数，呕吐物的内容、量、颜色、气味。呕血的量、颜色。排便的次数、颜色、性状、量、气味，有无里急后重感。有无腹胀、反酸、食欲改变、恶心、便血、饮食习惯及体重变化等。上述症状与食物种类、性质的关系及有无精神因素的影响。

5. 泌尿系统 尿量、尿色（洗肉水样、乳样或酱油色）、清浊度；有无腰痛、腹痛（部位、放射）；有无尿频、尿急、尿痛、尿潴留、尿失禁、排尿困难。有无高血压、水肿、咽炎，有无肾毒性药物应用史及铅、汞等化学毒物接触或中毒史。

6. 造血系统 有无皮肤黏膜苍白、黄染、出血点、瘀斑、血肿，有无淋巴结、肝、脾大，骨骼痛等，有无反复鼻出血、牙龈出血。有无乏力、头晕、眼花、烦躁、记忆力减退、心悸、吞咽困难等。有无化学药品、工业毒物、放射性物质接触史。

7. 内分泌系统及代谢 有无畏寒、怕热、多汗、乏力、心悸、头痛。有无烦渴、食欲异常、多饮、多尿、水肿。有无肌肉震颤及痉挛。有无性格、智力、体格、性器官的发育异常，有无骨骼、甲状腺、体重、皮肤、毛发的改变。有无产后大出血及月经异常情况。

8. 神经精神系统 头痛的部位、性质、程度、持续时间。有无嗜睡、失眠、记忆力减退、性格改变、视力障碍、感觉及运动异常、意识障碍、瘫痪、头晕、痉挛、感觉与定向障碍。精神状态改变，如情绪状态、思维过程、智能、能力、自知力改变等。

9. 肌肉骨骼系统 有无肢体肌肉麻木、疼痛、痉挛、萎缩、瘫痪等，有无关节肿痛、运动障碍、骨折、外伤、关节脱位、先天畸形等。

（六）个人史

个人史（personal history）包括社会经历、职业和工作条件、习惯与嗜好、冶游史等方面。

1. 社会经历 包括出生地、居住地及居留时间（尤其是疫源地和地方病流行区）、受教育程度、经济生活及业余爱好等。

2. 职业和工作条件 包括工种、劳动环境、对工业毒物的接触情况及时间。

3. 习惯与嗜好 起居与卫生习惯，饮食规律与质量。嗜好（时间及摄入量）、嗜异物、麻醉药品、毒品及其用量、年限等。

4. 冶游史 有无不洁性交史，有无淋病性尿道炎、梅毒、尖锐湿疣、下疳等病史。

（七）婚姻史

婚姻史（marital history）包括未婚或已婚，结婚年龄，配偶健康状况（若已故，应询问死因及日期）、性生活情况及夫妻关系等。

（八）月经史及生育史

1. 月经史 月经初潮的年龄、月经周期、经期天数，经血的量和颜色，末次月经日期、闭经日期，绝经年龄。有无痛经，白带的量、气味、性状。

记录格式如下：

$$\text{初潮年龄} \frac{\text{行经期（d）}}{\text{月经周期（d）}} \text{末次月经时间（LMP）或绝经年龄}$$

例如：$13\dfrac{3\sim 5\mathrm{d}}{28\sim 30\mathrm{d}}$ 2009年5月23日（或49岁）

2. 生育史 妊娠与生育次数，生产情况（足月分娩数、早产数、自然或人工流产次数、存活情况、大出血、产褥热）。避孕措施（安全期、避孕药、避孕环、子宫帽、阴茎套等）。有无死产、手术产、围生期感染。计划生育状况等。对男性患者应询问是否患过影响生育的疾病。

（九）家族史（family history）

1. 家中主要成员（父母、兄弟、姐妹及子女）的健康与疾病情况，是否患有与患者同样的疾病。对已死亡的直系亲属，则应问明死因及年龄。
2. 有无与遗传有关的疾病，如血友病、白化病、糖尿病、精神病、遗传性球形红细胞增多症、家族性甲状腺功能减退症等。对于家族性遗传病，还应询问父母双方亲属，并可绘制家系图显示。
3. 家族中有无结核、肝炎、性病等传染病。

三、问诊的基本方法和技巧

问诊的方法和技巧与获取病史资料的数量和质量密切相关，涉及语言交流技能、资料收集、医患关系、医学知识、医学心理学、仪表礼节，以及提供咨询和教育患者等多个方面。在不同的临床情景中，也要根据情况采用相应的方法和某些技巧。

1. 创造轻松和谐的环境，要亲切、耐心 问诊开始时，患者出于对医疗环境的生疏和对疾病的恐惧或文化水平较低等，常有紧张情绪，造成病情叙述缺乏系统性，也易遗漏。临床医生应主动创造一种轻松和谐的环境，对患者的态度要认真、亲切、耐心，以解除患者的不安和紧张情绪，使患者能平静、有条理地陈述患病的感觉与经过。一般应从自我介绍、礼节性交谈开始。交谈时应注意语言技巧、保护患者隐私。

2. 从主诉开始，体现时间顺序 按主诉和现病史中症状或体征出现的先后顺序进行询问和采集资料。逐渐深入，有目的、有层次、有顺序地进行询问。追溯首发症状开始的确切时间，直至目前的演变过程。如有几个症状同时出现，必须确定其先后顺序。

刚开始与患者交谈时，应先提一些一般性的简单易答的问题，如先问"您哪里不舒服？""您这种症状有多长时间了？"然后围绕主诉，逐步进行深入询问。如患者主诉头痛，应问"您头痛是什么时间开始的？是头部哪个部位疼痛？是什么样子的痛？针刺样痛？搏动样痛？胀痛？多在什么情况下发作？头痛时还伴有其他不适吗？"等。

当患者陈述曾患某种疾病时，应将其主要症状的特点询问清楚，然后推测其重要性。如患者叙述曾患"哮喘"，应询问当时的主要症状及相关检查情况，以推测可能是"支气管哮喘"还是"慢性阻塞性肺疾病"，尽可能让患者充分地陈述和强调他认为重要的情况和感受。

3. 运用有技巧的语言启发及使用过渡语言 如果患者的陈述与病情无关或者反复陈述某个问题或者问一句答一句时，可利用有技巧的语言启发和引导患者转回话题，且不可生硬打断患者的陈述。在问诊两个项目之间使用过渡语言，即向患者说明将要讨论的新话题及其原因，使患者不会困惑为什么要改变话题及为什么要询问这些情况。如过渡到月经生育史之前可说明有些疾病会对月经及生育有影响，因此需要了解这些情况。

4. 归纳小结 在询问病史的每一部分结束时进行归结小结，可以唤起医生的记忆，以免忘记要问的问题，也可让患者知道医生如何理解他的病史，并提供机会核实患者所述病情。小结对于现病史尤为重要。小结系统回顾时，最好只归纳阳性发现。

5. 引证核实患者提供的信息 为了收集到尽可能准确的病史，有时询问者应引证核实患者提供的信息。例如，患者说："我对青霉素过敏。"则医生应追问："您是怎么知道您过敏的？"或问："是青霉素试验阳性还是您用青霉素时有什么反应吗？"又如患者说："我有冠心病3年了。"医生："当时做过冠状动脉造影吗？"患者回答："做过。"医生："植入冠脉支架了吗？"患者："是，植入支架了。"医生："植入了几根支架？"

6. 给予正向反馈 适当地运用一些评价、赞扬与鼓励语言，可以加强患者与医生的沟通、合作，从而积极提供信息，如"可以理解""您已经戒烟了，有毅力"。但对于有精神障碍的患者，不可随便使用赞扬或鼓励的语言。

7. 关心患者的期望，了解其就诊的确切目的和要求 医生应判断患者最感兴趣的、最想要解决的问题，从而为其提供适当的信息或指导。

8. 关心患者的经济状况 询问患者的经济情况，关心患者有无来自家庭和工作单位经济和精神上的支持。

9. 检查患者的理解程度 通常患者依从性差的原因是不理解询问者的意思。可要求患者重复所讲的内容，示范检查方法，或提出一种假设的情况，看患者能否做出适当的反应；若不能，则说明患者没有完全理解或理解有偏差，应及时纠正。

10. 坦诚不足，积极解决 当医生不能提供足够的信息或回答患者提出的问题时，应承认自己经验不足，并立即设法为患者寻找答案。可以查阅书籍、请教上级医师，或建议患者到何处去解决这一问题。

11. 感谢合作，沟通后续计划 结束问诊时，应感谢患者的合作，并告知患者医患合作、沟通的重要性。说明下一步对患者的要求、接下来做什么、下次就诊时间或随访计划等。

需要说明的是，没有一成不变的问诊模式和方法，应视具体情况灵活变通。只有将理论知识结合实际反复训练，才能更好地掌握问诊的方法与技巧。

四、特殊情况的问诊技巧

1. 缄默与忧伤 患者有时沉默寡言、不主动叙述其病史，有时带有被动消极的情绪，但这并不意味着患者没有求医动机和内心体验，它可能是由于患者对疾病感到绝望或对治疗丧失信心所致。对此，医生一方面应注意观察患者的表情、目光和躯体姿势；另一方面，也要以尊重的态度，耐心地向患者表明医生理解其痛苦，并通过言语和恰当的肢体语言给患者以信任感，鼓励患者客观地叙述其病史。医生问诊时，应注意避免触及令患者伤心的敏感问题，亦应避免使患者惶惑或被动的过多、过快的直接提问，或使得患者沉默或不悦的批评性的提问。如患者因生病而伤心或哭泣，情绪低落，医生应予以安抚，并适当等待，减慢问诊速度，待患者镇定后继续叙述病史。

2. 焦虑与抑郁 患者有时会有内心不安或无根据的恐惧，有时会有情绪低落，甚至悲痛欲绝。医生应鼓励患者讲出其感受，注意其语言和非语言的各种异常的线索，确定问题性质，并给予宽慰和保证，但应注意分寸。首先应了解患者的主要问题，再确定表述的方式，以免适得其反，使患者产生抵触情绪，交流更加困难。如"不用担心，一切都会好起来的"。抑郁是常见的临床问题之一，且易于被忽略，如询问患者通常的情绪如何，对未来、对生活的看法，如疑有抑郁症，应按精神科要求采集病史和做精神检查。

3. 多话与唠叨 患者不停地讲，医生不易插话及提问，一个问题引出一长串答案。由于时间有限且患者的回答不得要领，常不能采集到有效的病史。因此，在问诊时应注意：①提问应限定在主要问题上；②巧妙地打断患者讲述的不相关的内容；③注意仔细观察患者有无思维奔逸或混乱的情况，如有，则应按精神科要求采集病史和做精神检查；④分次进行问诊，有礼貌、诚恳地告诉患者问诊的内容及时间限制等,切勿表现得不耐烦而失去患者的信任。

4. 愤怒与敌意 有些患者就诊时可能表现出愤怒和不满,常常自己也难说清他们为什么愤怒和愤怒的具体对象。可能指向医生,尤其是年轻医生。如果医务人员态度生硬或语言冲撞,更可能使患者愤怒或怀有敌意。不管面对哪种情况,医生一定不能发怒,也勿认为自己受到侮辱,应采取坦然、理解、不卑不亢的态度,尽量找出患者发怒的原因并予以说明,注意切勿使其迁怒。医生问诊时应缓慢而清晰,内容主要限于现病史为宜,对个人史及家族史或其他可能比较敏感的问题,询问要十分谨慎,或分次进行,以免触怒患者。

5. 多种症状并存 有的患者多种症状并存,尤其是慢性过程而又无侧重时,应注意在其描述的大量症状中抓住关键,把握实质。另外,在注意排除器质性疾病的同时,亦应考虑其可能由精神因素引起,必要时可建议其做精神检查。但初学者在判断功能性问题时应特别谨慎。

6. 说谎和对医生不信任 患者有意说谎是少见的,但患者对所患疾病的看法及所了解的医学知识会影响其对病史的叙述,如患者的父亲死于肝癌,那么他就可能将任何腹部不适都叙述得很重。有的患者求医心切,可能夸大某些症状,或害怕面对可能的疾病而淡化甚至隐瞒某些病史。还有些人没病装病,或怀有其他非医学上的目的有意说谎,医师应根据医学知识综合鉴别、判断这些情况,给予恰当的解释,避免记录下不可靠的病史资料。有些患者常对某些症状和诊断感到恐惧,有时医生能感觉到患者对医生的不信任和说谎,医生不必强行纠正,若根据观察、询问了解到有说谎可能时,应待患者情绪稳定后再询问病史资料。

7. 文化程度低下和语言障碍 文化程度低下一般不妨碍患者提供适当的病史,但理解力及医学知识贫乏可能影响患者回答问题及遵从医嘱。问诊时,语言应通俗易懂,并注意必要的重复及核实。有时对问题回答"是"可能并不一定是同意或肯定的回答,对此应特别注意。语言不通者,最好找到翻译,并请如实翻译,勿带倾向性,更不应只是解释或总结。有时通过体语、手势,加上不熟练的语言交流也可抓住主要问题。注意应反复核实,以保证病史资料的可靠性。

8. 重危和晚期患者 对于重危患者需要简单扼要的病史采集及体格检查,可将其同时进行。病情重危者反应迟钝,应予理解,不能催促。经初步处理,病情稳定后,可详细询问病史。重症晚期患者可能因治疗无望而有拒绝、孤独、违拗、懊丧、抑郁等情绪,应特别关心,引导其作出反应。对诊断、预后等回答应恰当,并力求中肯,避免造成伤害,更不要与其他医生的回答发生矛盾。如不清楚、不理解,应妥善交代或作出适当许诺,待以后详细说明。亲切的语言,真诚的关心,表示愿在床旁多待些时间,对患者都是极大的安慰和鼓励,从而有利于获取准确而全面的信息。

9. 残疾患者 残疾患者在接触和提供病史上较其他人更为困难。除了需要更多的同情、关心和耐心之外,需要花更多时间采集病史。以下技巧有助于病史采集。①对听力损害或聋哑人,交流常有困难,可用简单明了的手势或其他体语,谈话清楚、大声,态度和蔼、友善。请患者亲属、朋友解释或代述,同时注意患者表情。必要时可作书面提问、交流。②对盲人,应先向患者自我介绍及介绍现场情况,扶患者就座,尽量保证患者舒适,有利于减轻患者的恐惧,获得患者的信任。向患者介绍其他现场人员和室内家具或装置,仔细聆听病史叙述并及时作出应答。

10. 老年人 老年人因体力、视力、听力的减退,部分患者还有反应缓慢或思维障碍,可能对问诊有一定的影响。应注意以下技巧:①先用简单清楚、通俗易懂的一般性问题提问。②减慢问诊进度,使之有足够时间思索、回忆,必要时作适当的重复。③注意患者的反应,判断其是否听懂,有无思维障碍、精神失常,必要时向家属和朋友收集补充病史。④耐心进行系统回顾,仔细询问既往史及用药史,重点询问个人嗜好、生活习惯。⑤注意患者的精神状态、外貌言行、与家庭及子女的关系等。

11. 儿童 小儿多不能自述病史,须由家长或保育人员代述,对此应在病历记录中说明。问病史时应注意态度和蔼，体谅家长的焦急心情，认真对待家长所提供的每个情况。5~6岁以上的小儿，可让其补充叙述一些有关病情的细节，但应注意其记忆及表达的准确性。有些患儿由于惧怕住院、打针等而不肯说出实情，在与他们交谈时要仔细观察并全面分析，有助于判断其叙述的可靠性。

12. 精神疾病患者 自知力属于自我意识的范畴，在医学上表示患者对自身疾病的认识能力。对缺乏自知力的患者，其病史是从患者的家属或相关人员中获得。由于不是本人的患病经历和感受，且家属对病情的了解程度不同，有时家属会提供大量而又杂乱无章的资料，医生应结合医学知识综合分析，归纳整理后记录。对缺乏自知力患者的交谈、询问与观察属于精神科检查的内容，但有时所获得的一些资料可以作为其病史的补充。

五、问诊的注意事项

（1）问诊时应直接询问患者 对于不能亲自叙述的患者（如重病者、意识不清者、小儿等），则需向其家属或最了解病情的亲友询问；为了保证病史的可靠性，待患者病情好转或意识清醒后，必须再直接询问患者本人加以补充。

（2）对重危患者，应在简要询问之后立即重点体检，迅速抢救。紧急情况下应先抢救，在抢救中扼要询问，待病情趋于稳定后再作补充。

（3）不同文化背景的患者对各种医学词汇的理解有较大差异，因此问诊时的语言要通俗易懂，避免使用医学术语。如"里急后重""心悸""谵妄""盗汗"之类，以免患者不理解而顺口应答，致使病历记录失真。对患者的方言俗语，应仔细体会其含义，记录时应用医学术语。

（4）注意避免不恰当的提问，比如：①诱导性提问或暗示性提问，如"您的腹痛总是空腹时出现吧？""您劳累后会经常感到胸闷吧？""用药后症状好多了，对吧？"如此可使患者易于默认或附和医生的诱问；②责难性提问，如"您怎么能吃这么脏的食物呢"这常会使患者产生防御心理，如医生确实要求患者回答，则应说明提出此问题的原因；③连续性提问，如"您的腹痛什么时候开始的？持续了多长时间？现在还痛不痛？是隐隐作痛还是剧痛？与饮食有没有关系？以前也这样痛过吗？"如此，可能造成患者对要回答的问题混淆不清；④重复提问，如在收集现病史时已获悉患者的一个哥哥和一个妹妹也有类似症状，如再问患者有无兄弟姐妹，则表明询问者未注意倾听，可能会降低患者对医生的信心和期望。

（5）记录患者所述病名及药名时应加引号标明，其他单位的医疗证明或病情介绍可作为参考，经医生亲自问诊核实后可作为诊断、治疗的依据。

（6）有关患者的隐私要为其保密。

（7）注意仪表、礼节及举止友善，与患者交谈时认真倾听，采取适当前倾的姿势和必要的视线接触，这样有助于发展与患者的友善关系，使患者感到温暖、亲切，易于获得患者的信任，而使患者能够讲出更详尽的病史。询问病史时还应注意语音、语调、语速、面部表情等。同时，在患者讲述病史时，医生应间断地讲一些短语，如"好，我明白""请继续讲"等，以表示医生在仔细聆听，并鼓励患者继续讲。

第二章　主要症状问诊要点及鉴别点

当机体在病理生理或病理解剖学的基础上发生改变时，患者主观感觉到的异常感觉或不适感觉称为症状（symptom），如发热、疼痛、食欲减退等。本章仅叙述主要症状问诊要点及鉴别点，启发医学生了解症状分析对诊断的重要意义。

一、发热

【病例分析】

1. 病历摘要　患者，吴某，女性，25 岁，间断低热、乏力、咳嗽 1 个月。1 个月来无诱因出现咳嗽、咳少量白痰，无痰中带血，自觉午后发热，多次自测体温不超过 38.0 ℃，伴乏力、盗汗、食欲较差，体重有所下降，口服消炎药治疗效果不明显。既往体健，无药物过敏史。查体：T 37.6℃，P 84 次 / 分，R 22 次 / 分，BP 126/70 mmHg，慢性病容，消瘦，浅表淋巴结未触及肿大。右上肺呼吸音粗，未闻及湿啰音，心率 84 次 / 分，律齐，腹软，肝、脾肋下未触及。辅助检查：血常规：Hb 120 g/L，WBC 7.2×10^9/L；胸部 X 线检查：右上肺絮状阴影，边缘模糊。

2. 临床诊断　右上肺浸润性肺结核。

3. 诊断要点　患者有低热、咳嗽、咳痰、盗汗、消瘦等结核中毒表现，右上肺呼吸音粗。胸部 X 线检查示右上肺絮状影，边缘模糊。临床诊断考虑右上肺浸润性肺结核，可行 PPD 皮试、痰抗酸杆菌涂片及痰结核分枝杆菌培养进一步明确。

正常人的体温受体温调节中枢所调控，并且通过神经、体液因素使产热和散热过程呈动态平衡，保持体温在相对恒定的范围内。发热是指机体在致热原作用下或者各种原因引起体温调节中枢的功能障碍，导致体温升高并超过正常范围。

（一）病因与分类

引起发热的病因很多，可分为感染性和非感染性两大类，临床上以前者多见。

1. 感染性发热（infective fever）　指各种病原体如细菌、病毒、支原体、衣原体、螺旋体、立克次体、真菌、寄生虫等引起的感染，不论是急性、亚急性或慢性起病，还是局限性或全身性感染，均可出现发热。

2. 非感染性发热（noninfective fever）　指由非病原体物质所引起的发热，主要有下列几个方面。

（1）无菌性组织损伤或坏死：由于组织损伤及坏死、组织蛋白分解及坏死产物的吸收，产生无菌性炎症而引起发热，亦称为吸收热（absorption fever）。常见于：①各种肿瘤及血液病，如癌、肉瘤、淋巴瘤、急性白血病、急性溶血等所引起的组织坏死及细胞破坏；②因血管栓塞或血栓形成引起的心肌、肺、脾等内脏梗死或肢体坏死；③机械性、物理性或化学性的损害，如大面积烧伤、大手术后组织损伤、内出血、大血肿等。

（2）抗原-抗体反应：如风湿热、结缔组织病、血清病、药物热等。

（3）内分泌代谢疾病：如甲状腺功能亢进症及重度脱水，前者引起产热过多，后者引起散热减少。

（4）皮肤散热减少的疾病：如广泛性皮炎、鱼鳞癣及慢性心力衰竭等，其所引起的发热一般为低热。

（5）体温调节中枢功能失常：由于物理性、化学性或机械性等因素直接损害体温调节中枢，如中暑、重度安眠药中毒、脑出血、脑外伤等，使体温调定点上移，导致产热大于散热，体温升高，这类发热称为中枢性发热（central fever），高热无汗是其特点。

（6）自主神经功能紊乱：属于功能性发热，多为低热，常伴有自主神经功能紊乱的其他表现。常见的类型有：①原发性低热：由于自主神经系统功能紊乱而影响正常体温调节，低热可持续数月甚至数年之久，热型较规则，体温波动小（<0.5℃）；②感染后低热：由于病毒、细菌等感染导致发热，经治疗原有感染已愈，仍有低热，此系体温调节中枢功能仍未恢复所致；③夏季低热：发于夏季，秋凉自退，多见于幼儿，系体温调节中枢功能不完善所致；④生理性低热：精神紧张、剧烈运动后、月经前及妊娠初期均可有低热现象。

（二）发病机制

正常情况下，人体的产热与散热保持动态平衡。由于各种原因导致产热增加或散热减少，则出现发热。

1. 致热原性发热 大多数发热是由于致热原的作用。致热原包括内源性和外源性两大类。

（1）内源性致热原（endogenous pyrogen）：又称白细胞致热原（leukocytic pyrogen），如白介素1（IL-1）、肿瘤坏死因子（TNF）和干扰素（IFN）等，由于分子量小，可通过血-脑屏障直接作用于体温调节中枢的体温调定点，使调定点上升，导致体温调节中枢对体温进行重新调节。一方面通过垂体内分泌因素使代谢增加或通过运动神经使骨骼肌阵缩（如寒战），导致产热增多；另一方面可通过交感神经使皮肤血管及竖毛肌收缩，停止排汗，导致散热减少。上述综合调节作用使产热大于散热，体温升高引起发热。

（2）外源性致热原（exogenous pyrogen）：外源性致热原种类较多，包括各种微生物病原体及其产物、炎性渗出物和无菌性坏死组织、抗原-抗体复合物和某些类固醇物质等，上述致热原多为大分子物质，不能通过血-脑屏障直接作用于体温调节中枢，而是通过激活血液中的中性粒细胞、嗜酸性粒细胞和单核-巨噬细胞系统，使其产生并释放内源性致热原而引起发热。

2. 非致热原性发热常见于以下几种情况

（1）体温调节中枢受损：如颅脑外伤、脑出血、炎症等。特点：高热、无汗，一般的退热药物作用差，需使用冰帽、冬眠疗法降温。

（2）产热过多：如甲状腺功能亢进症、癫痫持续状态等。特点：低热，体温一般不超过37.5℃，控制原发病后，体温恢复正常。

（3）散热减少：如广泛的皮肤病、慢性心力衰竭等。

（三）临床表现

1. 发热的分度 以口腔测温度为标准，根据体温升高的程度可分为：①低热：体温37.3～38℃；②中等度热：体温38.1～39℃；③高热：体温39.1～41℃；④超高热：体温41℃以上。

2. 发热的临床过程及特点 发热的临床过程一般分为以下3个阶段。

（1）体温上升期：该期产热大于散热，使体温上升。体温上升期常有肌肉酸痛、疲乏无力、皮肤苍白、畏寒或寒战等现象。此期因体温调定点上移，深部体温低于调定点水平，因此产热增多，散热减少，体温上升。为迅速产热，骨骼肌不随意地周期性收缩引起寒战；为减少散热，皮肤血管收缩、血流减少而皮肤苍白。皮肤血流减少，皮肤温度下降刺激冷感受器，传入中枢而引起畏寒。体温上升有两种方式：①骤升型：体温在几小时内达 39～40℃或以上，常伴有寒战，小儿易发生惊厥。主要见于肺炎球菌肺炎、败血症、疟疾、流行性感冒、急性肾盂肾炎、输液或某些药物反应等。②缓升型：体温逐渐上升，在数日内达高峰，多不伴寒战。主要见于结核病、伤寒、布氏杆菌病等所致的发热。

（2）高热期：指体温上升达高峰后保持一定的时间，产热和散热过程在较高水平保持相对平衡。此期患者的深部体温已达到或高于上移的体温调定点水平，故中枢不再发出冲动引起寒战。皮肤血管由收缩转为舒张，皮肤血流增多而发红；热感受器将皮肤温度增高的信息传入中枢，患者有酷热感；水分经皮肤蒸发较多，皮肤、口唇干燥；体温增高和酸性产物的刺激，使呼吸中枢兴奋而呼吸加深加快。持续时间可因病因不同而有差异，如疟疾可持续数小时，肺炎球菌肺炎、流行性感冒可持续数天，伤寒则可为数周。此期可出现皮肤潮红、灼热、头痛、脉搏增加、呼吸加深加快、食欲减退、腹胀或便秘，严重者可出现不同程度的意识障碍。

（3）体温下降期：由于病因的消除，致热原的作用逐渐减弱或消失，体温调定点逐渐降至正常。产热相对减少，散热大于产热，使体温降至正常水平。此期可出现汗多，皮肤潮湿。体温下降也有两种方式：①骤降型：指体温于数小时内迅速下降至正常或略低于正常，多伴有大汗淋漓，常见于肺炎球菌肺炎、急性肾盂肾炎、疟疾及输液反应等。②缓降型：指体温在数日内逐渐降至正常，如风湿热、伤寒等。

3. 热型及临床意义 把按常规方法测量的发热患者的体温数值标记在体温单上，并将各体温数值点连接起来，形成不同形态的体温曲线，这条体温曲线称为热型（fever type）。不同病因所致发热的热型也常不同，临床上常见的热型有以下几种。

（1）稽留热（continued fever）：指体温恒定在 39～40℃以上的高水平，24 h 内体温波动范围不超过 1℃，可持续数天或数周。主要见于肺炎球菌肺炎、伤寒等的高热期。

（2）弛张热（remittent fever）：又称败血症热。体温在 39℃以上，波动幅度大，24 h 内波动范围超过 2℃，最低体温仍高于正常。常见于风湿热、败血症、重症肺结核及化脓性炎症等。

（3）间歇热（intermittent fever）：体温骤升至高峰后持续数小时，又迅速降至正常水平，间歇期可持续数小时或数天，体温再次突然升高，如此反复交替出现。常见于急性肾盂肾炎、疟疾等。

（4）波状热（undulant fever）：体温逐渐上升达 39℃或 39℃以上，数天后又逐渐下降至正常，持续数天后又逐渐升高，如此反复多次。常见于布鲁氏菌病。

（5）回归热（recurrent fever）：体温急骤上升至 39℃或 39℃以上，持续数天后又骤然下降至正常，高热期与无热期各持续若干天后规律性交替出现一次。可见于回归热、霍奇金病等。

（6）不规则热（irregular fever）：发热的体温曲线没有一定的规律，可见于风湿热、结核病、支气管肺炎、渗出性胸膜炎、癌性发热等。

许多发热性疾病具有比较典型的热型，根据热型的不同，有助于发热病因的诊断和鉴别诊断。但必须注意：①由于抗生素的广泛应用，感染被及时控制，或因非甾体解热药或糖皮质激素的应用，可使某些疾病的特征性热型变得不典型或不规则；②热型与个体反应的强弱有关，如老年人患休克型肺炎时可仅有低热或无热，而不具备肺炎的典型热型。

（四）鉴别要点

1. 问诊要点 主要包括：①询问发热有无诱因，有无规律，是间歇发热还是持续发热，体温最高值、最低值及波动范围；②起病缓急，病程长短，发病的时间、季节，有无寒战、大汗或盗汗等；③包括多系统症状询问，如呼吸系统（咳嗽、咳痰、咯血、胸痛）、泌尿系统（尿频、尿急、尿痛）、消化系统（恶心、呕吐、腹痛、腹泻）、神经系统（意识改变，头晕、头痛）疾病表现及皮疹、出血、肌肉关节疼痛等症状；④患病以来一般情况，如精神状态、食欲、体重改变、睡眠及二便；⑤诊治经过（药物、剂量、疗效）；⑥疫水接触史、传染病接触史、手术史、服药史、流产或分娩史、职业特点等。

2. 热度与热程

（1）急性发热：指自然热程在2周以内者，大多数为感染性发热，病毒是主要病原体，非感染者仅占少数。

（2）原因不明的发热（fever of unknown origin，FUO）：指发热持续2~3周以上，经系统的病史询问、体格检查以及常规的实验室检查不能明确诊断者。FUO病因常见有肿瘤性疾病、结缔组织病，最终诊断不明者占5%~10%。不同年龄组FUO的病因具有不同的规律：①6岁以下：感染性疾病的发病率最高，特别是上呼吸道、泌尿道感染或全身感染；②6~14岁：血管性疾病和小肠炎症性疾病，结缔组织病为最常见的病因；③14岁以上：感染性疾病仍占首位，但肿瘤性疾病的发病率明显增高。

（3）长期低热：又称慢性微热，指体温在37.5~38.4℃，持续4周以上，常见有结核、链球菌感染后、慢性尿路感染、灶性感染（牙周脓肿、鼻窦炎、胆道感染、前列腺炎、慢性盆腔炎等）、慢性病毒性肝炎、梅毒等。

3. 伴随症状

（1）寒战：常见于肺炎球菌肺炎、败血症、急性肾盂肾炎、急性胆囊炎、流行性脑脊髓膜炎、疟疾、钩端螺旋体病、药物热、急性溶血或输血反应等。

（2）单纯疱疹：口唇单纯疱疹多出现于急性发热性疾病，如肺炎球菌肺炎、流行性脑脊髓膜炎、流行性感冒、间日疟等。

（3）结膜充血：常见于麻疹、咽结合膜热、流行性出血热、斑疹伤寒、钩端螺旋体病等。

（4）淋巴结肿大：常见于传染性单核细胞增多症、风疹、淋巴结结核、局灶性化脓性感染、白血病、淋巴瘤、转移癌等。

（5）肝、脾大：常见于传染性单核细胞增多症、病毒性肝炎、肝及胆道感染、疟疾、布鲁氏菌病、结缔组织病、白血病、淋巴瘤及急性血吸虫病等。

（6）皮肤黏膜出血：可见于重症感染及某些急性传染病，如流行性出血热、斑疹伤寒、病毒性肝炎、败血症等，也可见于某些血液病，如急性白血病、重症再生障碍性贫血、恶性组织细胞病等。

（7）关节肿痛：常见于风湿热、结缔组织病、痛风、败血症、猩红热、布鲁氏菌病等。

（8）皮疹：常见于麻疹、猩红热、水痘、风疹、斑疹伤寒、风湿热、结缔组织病、药物热等。应注意急性出疹性传染病，如水痘（发热第1天出疹）、猩红热（发热第3天出疹）、麻疹（发热第4天出疹）、斑疹伤寒（发热第5天出疹）、伤寒（发热第6~7天出诊）等。特别是流行性脑脊髓膜炎的出血性皮疹，对早期诊断很有帮助。玫瑰疹对伤寒有特征性诊断意义。

（9）昏迷：先昏迷后发热者见于脑出血、巴比妥类药物中毒等；先发热后昏迷者常见于流行性乙型脑炎、流行性脑脊髓膜炎、斑疹伤寒、中毒性菌痢、中暑等。

（10）特殊面容：高热患者可为急性热病容；伤寒患者为无欲状面容；结核患者为慢性面容；破伤风患者出现特殊苦笑面容；休克患者面容呈死灰色等。

（11）周围血白细胞增多：多考虑细菌性感染、白血病等；白细胞减少，多考虑病毒感染、伤寒、系统性红斑狼疮、再生障碍性贫血、恶性肿瘤及低增生性白血病等。

临床动态观察热型的变化可能对诊断更有帮助，体温单和医嘱记录单中往往隐藏着重要的诊断线索，因此勿滥用退热药。治疗得当则病情恢复；反之提示：①用药剂量不足或出现耐药菌株；②可能出现真菌等二重感染；③是否出现药物热，许多患者常常在病程中曾经使用过不止一种抗生素，此时详细了解用药时间与体温曲线变化情况可能会发现重要的诊断线索。

二、水肿

【病例分析】

1. 病历摘要 患者，男性，56岁，乏力4年，腹胀1周，伴有食欲减退、尿黄等症状。既往有慢性病毒性乙型肝炎病史多年。查体：BP 135/78 mmHg，皮肤黏膜、巩膜轻度黄染，双肺听诊无异常，心界不大，心率86次/分，律齐，无杂音。腹部膨隆，腹肌软，无压痛及反跳痛，肝肋下未触及，脾肋下约2.0 cm可触及，质中，移动性浊音阳性，双下肢轻度水肿。胃镜示：食管静脉中度曲张，慢性浅表性胃炎。

2. 临床诊断 肝源性水肿（乙型肝炎肝硬化失代偿期）。

3. 诊断要点 患者主要表现为腹胀（腹水），同时有食欲减退、尿黄、肝掌、脾大、食管静脉曲张等肝功能减退及门静脉高压表现，支持肝源性水肿，结合既往有慢性病毒性乙型肝炎病史多年，考虑为乙型肝炎肝硬化失代偿期。

水肿（edema）指人体组织间隙中有过多的液体积聚使组织肿胀，一般不包括内脏器官局部水肿，如脑水肿、肺水肿等。液体在体内组织间隙弥散性分布时，为全身性水肿；液体积聚在局部组织间隙，为局部性水肿。体腔内的液体积聚称为积水或积液，如胸腔积液、腹水、心包积液、关节腔积液等。

（一）病因与分类

临床上，根据水肿部位不同，分为全身性水肿和局部性水肿；根据有无凹陷，分为凹陷性水肿和非凹陷性水肿；根据严重程度，可分为轻度水肿和重度水肿。

1. 全身性水肿 主要与心、肝、肾疾病及营养不良等因素有关。

（1）心源性水肿：主要是右心功能衰竭的表现，多见于右心功能不全、大量心包积液、缩窄性心包炎等。

（2）肾源性水肿：多见于慢性肾小球肾炎、肾病综合征、尿毒症等各型肾脏疾病，常伴有尿常规改变、高血压、肾功能损害等相关临床表现。

（3）肝源性水肿：主要见于各型肝硬化失代偿期、肝癌，伴有乏力、食欲减退、黄疸等肝功能减退和门静脉高压两方面表现。

（4）营养不良性水肿：多见于长期消耗性疾病、长期营养缺乏、蛋白丢失性胃肠病、重度烧伤等。

（5）其他原因：包括甲状腺功能减退症、黏液性水肿、经前期紧张综合征、药物性水肿、特发性水肿等。

2. 局部性水肿 表现为身体局部性水肿，如血栓性静脉炎、丝虫病致象皮腿、局部炎症、创伤或过敏等。

（二）发生机制

正常情况下，血管内液体与组织液之间保持动态平衡，保证组织间隙中无过多液体积聚，维持这种平衡的主要因素有：①毛细血管内静水压；②血浆胶体渗透压；③组织压，即组织间隙机械压力；④组织液的胶体渗透压。当这些维持液体平衡的因素发生障碍，出现组织间液的生成大于吸收时，则产生水肿。

1. 全身性水肿

（1）心源性水肿：右心功能衰竭致静脉回流受阻，有效循环血量不足，肾血流量减少，肾素-血管紧张素-醛固酮系统活力增加，继发性醛固酮增多引起钠、水潴留，静脉淤血，毛细血管滤过压升高，组织液回流减少，发生水肿。

（2）肾源性水肿：可能与以下因素有关：①球-管失衡，肾小管回吸收钠增加，致钠、水潴留；②肾灌流量不足，肾素-血管紧张素-醛固酮系统活力增强，醛固酮活性增加，致钠、水潴留；③大量蛋白尿导致低蛋白血症，血浆胶体渗透压下降，水分外渗；④肾内前列腺素产生减少，致肾排钠减少。

（3）肝源性水肿：由于门静脉高压、低蛋白血症、肝淋巴液生成增多、肝淋巴液回流障碍、继发性醛固酮增多、抗利尿激素增多等多种因素，产生水肿。

（4）营养不良性水肿：由于长期消耗性疾病、长期营养缺乏、蛋白丢失性胃肠病、重度烧伤等导致低蛋白血症或维生素 B_1 缺乏，产生水肿。

2. 局部性水肿 由于局部静脉、淋巴回流受阻或毛细血管通透性增加，发生水肿。

（三）临床表现

水肿因病因不同，临床表现各异，应结合水肿特点、基础疾病、伴随症状等加以鉴别。

1. 主要症状 以全身性水肿多见，水肿特点各异。

（1）心源性水肿：水肿程度与心力衰竭程度相关，轻症仅表现为踝部水肿，严重者表现为全身性水肿，呈对称性、凹陷性。首先出现于身体下垂部位，以下肢水肿多见，最早出现于踝内侧，活动后明显，休息后减轻或消失；长期或经常卧床者以腰骶部水肿明显，颜面部一般无水肿。

（2）肾源性水肿：疾病早期晨间起床时出现眼睑及颜面部水肿，以后发展为全身性水肿，肾病综合征时多为重度水肿。

（3）肝源性水肿：主要表现为腹水，也可首先出现踝部水肿，逐渐向上蔓延，但眼睑、颜面部及上肢多无水肿。

（4）营养不良性水肿：水肿出现前常有消瘦，水肿常从足部开始，逐渐蔓延至全身。

（5）其他：黏液性水肿为非凹陷性水肿，以颜面部及下肢较明显；经前期紧张综合征于月经前7~14天出现眼睑、踝部及手部轻度水肿，月经后水肿逐渐消退；特发性水肿多见于女性，主要表现在身体下垂部位，原因未明。

（四）鉴别要点

1. 问诊要点 ①水肿特点：出现时间、起病急缓、水肿部位（包括开始部位及蔓延情况）、全身性或局部性、是否为对称性、是否为凹陷性、与体位变化及活动的关系。②基础疾病：有无心、肝、肾、内分泌及过敏性疾病等病史。③伴随症状：如心悸、气促、咳嗽、咳痰、咯血、头晕、失眠、腹胀、腹痛、食欲、体重及尿量变化等。④影响因素：水肿与药物、饮食、月经及妊娠的关系。

2. 伴随症状 有助于病因判断。

（1）心源性水肿：常伴有颈静脉怒张、肝大、静脉压升高，严重者可出现胸腔积液、腹水等右心功能衰竭的其他表现。

（2）肾源性水肿：常伴有尿常规改变、高血压、肾功能损害等相关临床表现。肾源性水肿需与心源性水肿相鉴别，见表2-1。

表2-1 肾源性水肿与心源性水肿的鉴别

鉴别点	肾源性水肿	心源性水肿
开始部位	从眼睑、颜面部开始蔓延及全身	从足部等下垂部位开始延及全身
发展速度	发展较迅速	发展较缓慢
水肿性质	软而移动性大	比较坚实，移动性较小
伴随病征	伴有高血压、蛋白尿、血尿、管型尿、眼底改变等其他肾脏病症	伴有心脏增大、心脏杂音、颈静脉怒张、肝大等心功能不全病症

（3）肝源性水肿：常伴有乏力、食欲减退，黄疸等肝功能减退及门静脉高压表现。

（4）营养不良性水肿：常伴有乏力、食欲减退、腹泻、消瘦、贫血等表现。

三、头痛

【病例分析】

1. 病历摘要 患者，男性，56岁，突发头痛、右侧肢体乏力3h入院。与家人争吵后突然出现头痛，以左侧颞部为著，呈持续性胀痛，伴有右侧肢体乏力、言语不清，不能行走及持物，无恶心、呕吐，无肢体抽搐，无意识障碍。既往有高血压病史。神经系统查体：运动性失语，右侧中枢性面舌瘫，右侧肢体肌力2级，右侧病理征阳性。辅助检查：头颅CT平扫提示左侧基底节区高密度灶。

2. 临床诊断 脑出血。

3. 诊断要点 患者既往有高血压病史，急性起病，争吵后突发头痛，以左侧颞部为著，呈持续性胀痛，伴有言语不清，右侧肢体无力。查体见中枢性偏瘫，病理征阳性，结合头颅CT检查结果，诊断为脑出血。

头痛（headache）指额、顶、颞及枕等部位的疼痛，为临床常见症状之一，可见于多种疾病，但大多无特异性，如反复或持续的头痛，往往提示某些器质性疾病，应及时检查、治疗。

（一）病因与分类

颅脑病变是头痛的主要原因，全身性疾病及精神因素也可引起头痛。

1. 颅脑病变 包括感染、血管病变、占位性病变、外伤等。①感染：如病原微生物引发的脑膜炎、脑膜脑炎、脑炎、脑脓肿等；②血管病变：如蛛网膜下腔出血、脑出血、脑梗死、脑栓塞、高血压脑病、脑供血不足、脑血管畸形、血栓性闭塞性脑脉管炎等；③占位性病变：如原发性或转移性脑肿瘤、颅内寄生虫病（如囊虫病、包虫病）等；④颅脑外伤：如脑挫伤、颅内血肿、硬膜下血肿、脑外伤后遗症等；⑤其他：如偏头痛、丛集性头痛、头痛型癫痫、腰椎穿刺后及腰椎麻醉后头痛等。

2. 颅外病变 包括颅骨、颈部、神经等病变。①颅骨病变：如颅底凹陷症、颅骨肿瘤等；②颈部病变：如颈椎骨质增生、颈椎间盘突出症等；③神经痛：如三叉神经痛、舌咽神经痛、枕神经痛等；④其他：眼、耳、鼻及口腔疾病所致的头痛，如青光眼、屈光不正、中耳炎、鼻窦炎等。

3. 全身性疾病 包括感染、心血管疾病、中毒等。①急性感染：如流行性感冒、伤寒、肺炎、疟疾等急性发热性疾病；②心血管疾病：如高血压性头痛、心力衰竭等；③中毒：工业毒物（如铅、汞、一氧化碳等）、农业毒物（如有机磷、有机氯等）、药物（如颠茄、水杨酸类等）引起的中毒；④其他：如低血糖、贫血、肺性脑病、系统性红斑狼疮、甲状腺功能亢进、月经期头痛等。

4. 神经官能症 如神经衰弱、癔症性头痛等，无相关器质性病变。

（二）发病机制

头痛的发病机制较为复杂，主要与颅内外血管、神经、肌肉、脑膜刺激等因素关系密切。

1. 血管因素 各种原因引起的颅内外血管的收缩、扩张，以及血管受到牵拉或伸展，如颅内占位性病变对血管的牵引、挤压均会引发头痛。

2. 脑膜因素 如脑膜炎、脑膜脑炎、蛛网膜下腔出血等疾病，脑膜受刺激或牵拉引起头痛。

3. 神经因素 如颅内感染、颈椎病等，具有痛觉的脑神经和（或）颈神经受到刺激、挤压或牵拉而引起头痛。

4. 肌肉因素 如颈椎病所致的头、颈部肌肉的收缩。

5. 五官疾病 眼、耳、鼻及口腔疾病所致的头痛。

6. 其他因素 如生化因素、内分泌紊乱、神经功能紊乱等。

(三) 临床表现

头痛的临床表现因病因不同，有其各自不同的特点。

1. 发病情况 对病因性质的判断具有重要意义。①急性起病，头痛持续不减，伴有不同程度意识障碍或肢体感觉、活动障碍，无发热，常提示颅内血管性病变；②急性起病，伴有发热及脑膜刺激征表现，提示脑膜炎或颅内感染；③起病缓慢，头痛逐渐加重，伴有颅内高压表现（如呕吐、视神经盘水肿等），应注意颅内占位性病变；④反复发作，呈搏动性头痛，但无颅内高压表现，多为血管性头痛或神经官能症；⑤慢性头痛，多发于青壮年，常因焦虑、紧张而诱发，多为肌收缩性头痛，又称肌紧张性头痛。

2. 头痛部位 对病因的诊断具有重要意义，常根据血管或神经的分布有一定的规律性。①偏头痛或丛集性头痛，常为一侧头痛；高血压头痛，多分布在额部或整个头部；②颅内病变的头痛部位较深，不一定与病变部位相一致，但疼痛常向病灶同侧体表放射；③全身性或颅内感染性疾病常引起全头部疼痛，如流行性脑脊髓膜炎蛛网膜下腔出血等，同时可有脑膜刺激征表现；④眼源性头痛局限于眼眶、前额和额部；鼻源性、牙源性头痛多表现为浅表局限性疼痛。

3. 头痛发生和持续时间 ①发生时间：晨间头痛加剧可见于颅内占位性病变，鼻窦炎引发的头痛常在晨间或上午发生，丛集性头痛往往在夜间发作，女性偏头痛常与月经期有关；②持续时间：脑肿瘤性头痛多呈慢性进展，早期可有长短不等的缓解期，原发性三叉神经痛呈电击样，多持续十几秒钟。

4. 疼痛程度 一般分轻、中、重三种，通常与病情的轻重无平行关系。①三叉神经痛、偏头痛、脑膜刺激征等病变引起的头痛最剧烈，有时神经官能性头痛也比较剧烈；②脑肿瘤引起的头痛较轻，多为中度或轻度疼痛；③眼源性、鼻源性以及齿源性疾病引起的头痛一般为中度。

5. 疼痛性质 特别是比较特殊的头痛，对诊断疾病有很大的帮助。①高血压性、血管性、发热性疾病，以及部分脑肿瘤、神经官能症引起的头痛往往有搏动感；②神经痛多呈电击样痛或刺痛；③肌紧张性头痛常有重压感、紧箍感或钳夹样痛。

6. 影响因素 主要了解使头痛加重或减轻的因素。①咳嗽、摇头、俯身、用力等可使颅内高压性头痛、血管性头痛、颅内感染性头痛、脑肿瘤性头痛加重；②丛集性头痛在直立时可缓解；腰椎穿刺后头痛直立位时加重；③慢性或职业性颈肌过度紧张（或痉挛）所致的头痛，可因活动和按摩颈部肌肉而逐渐缓解；④偏头痛，服用麦角胺后头痛可迅速缓解。

(四) 鉴别要点

1. 问诊要点 ①头痛起病情况，疼痛部位、范围、性质、程度、诱发、加重及缓解因素。②有无呕吐、发热、失眠、眩晕、意识障碍等相关伴随症状。③有无感染、高血压病、动脉硬化、癫痫以及眼、耳、鼻等疾病史，有无颅脑外伤史。④职业，有无毒物、药物接触史。⑤诊治经过，特别是用药及疗效情况。

2. 伴随症状 伴随症状有助于头痛病因的鉴别。①剧烈喷射性呕吐：常提示颅内压增高，如呕吐后头痛减轻多见于偏头痛；②眩晕：多见于小脑肿瘤、椎-基底动脉供血不足等；③发热：常见于感染性疾病，包括全身性感染、颅内感染病变；④精神症状：见于急性感染性疾病、蛛网膜下腔出血、脑血管意外或颅内肿瘤等；⑤意识障碍：神志逐渐模糊，提示可能发生脑疝；⑥视力障碍：常见于青光眼、脑肿瘤等，短暂视力减退，多见于椎-基底动脉供血不足；⑦脑膜刺激征：提示脑膜炎、蛛网膜下腔出血等；⑧自主神经功能紊乱症状：可为神经官能症性头痛。

四、呼吸困难

【病例分析】

1. 病历摘要 患者，男性，28岁，右侧胸痛伴呼吸困难半天入院。患者于半天前行单杠锻炼后出现剧烈胸痛，继之有胸闷、呼吸困难，伴有刺激性咳嗽，胸痛呈针刺样。无咳痰，无盗汗，无发热，无晕厥。立即到我院就诊，行X线胸片检查提示右侧气胸，肺压缩80%。患者既往爱好体育运动，体型消瘦。查体：右侧胸廓饱满，右肺叩诊呈鼓音，右肺呼吸音弱，未闻及啰音。

2. 临床诊断 右侧气胸。

3. 诊断要点 年轻男性，起病急。剧烈运动后出现右侧胸痛伴呼吸困难。体检：右侧胸廓饱满，右肺叩诊呈鼓音，右肺呼吸音弱，未闻及啰音。X线胸片检查提示右侧气胸，肺压缩80%。本例患者主要表现为剧烈运动后出现右侧胸痛伴呼吸困难，结合胸片诊断右侧气胸。

呼吸困难（dyspnea）是指患者主观上所经历的各种各样的呼吸不适感，客观上表现为呼吸动作用力，严重时出现张口呼吸、鼻翼翕动、端坐呼吸，甚至辅助呼吸肌也参与呼吸运动。

（一）病因与分类

1. 病因 引起呼吸困难的病因很多，主要为呼吸系统和循环系统疾病。

（1）呼吸系统疾病：①气道阻塞性疾病，如炎症、水肿、异物、肿瘤、气管纤维性狭窄；②肺部疾病，如胸壁、胸廓、胸膜疾病；③神经肌肉疾病，如重症肌无力、呼吸肌麻痹；④膈肌运动障碍，如膈肌麻痹、大量腹水、腹腔肿瘤。

（2）循环系统疾病：可为各种病因所致的心功能不全、肺栓塞、原发性肺动脉高压。

2. 分类

（1）根据发病机制和临床表现特点，将呼吸困难归纳为以下六种类型。

1）肺源性呼吸困难：①吸气性呼吸困难，由于异物、炎症、水肿或肿瘤造成喉、气管、大支气管狭窄或梗阻，表现为显著的吸气性呼吸困难，伴有高调的吸气性哮鸣音，可出现吸气时胸骨上窝、锁骨上窝、肋间隙明显下陷，称为"三凹征"。②呼气性呼吸困难，由于肺组织弹性减弱或小气道痉挛所致，表现为呼气费力、呼气时间延长，常伴有哮鸣音，多见于支气管哮喘，COPD急性发作等。③混合性呼吸困难，由于肺部疾病病变广泛，造成呼吸面积减小，换气功能降低所致，表现为呼吸频率增加，吸气和呼气均感到费力，见于COPD急性发作、慢性呼吸衰竭等。

2）心源性呼吸困难：端坐呼吸，由于坐位时静脉回心血量减少，从而使肺淤血的程度减轻，并有利于膈肌活动，表现为仰卧位呼吸困难加重，患者被迫采取端坐呼吸位。

夜间阵发性呼吸困难常见于左心功能不全患者，由于迷走神经兴奋性增加，使冠脉收缩，心肌供血不足，同时平卧位使静脉回心血量增加所致，表现为睡眠中感到呼吸困难，被迫坐起。重症者可出现发绀、哮鸣音、双肺啰音、心率加快、咳粉红色泡沫痰，称为"心源性哮喘"。

3）神经源性呼吸困难：由于脑外伤、脑血管病、脑炎等原因造成呼吸中枢受影响，表现为呼吸深慢，并出现呼吸节律改变。

4）中毒性呼吸困难：安眠药、吗啡等中毒时，呼吸中枢被抑制，表现为呼吸缓慢或潮式呼吸。酸中毒时酸性代谢产物强烈刺激呼吸中枢，表现为呼吸深而规则，可伴有鼾声，称为酸中毒大呼吸。

5）血液性呼吸困难：由于重度贫血、高铁血红蛋白血症等造成红细胞携氧量减少，血氧含量降低，表现为呼吸慢而深，心率加快。

6）精神性呼吸困难：由于情绪激动或紧张造成换气过度，出现呼吸性碱中毒，表现为呼吸频速和表浅，常伴有手足搐搦。

（2）根据起病的缓急，可将呼吸困难分为急性和慢性呼吸困难。

1）急性呼吸困难：①心脏疾病，如心律失常、左心功能不全；②呼吸系统疾病：如上下呼吸道的阻塞、肺泡出血、高通气、吸入性肺损伤、肺炎、气胸、肺栓塞、外伤。

2）慢性呼吸困难：见于气道阻塞性疾病、肺部疾病、胸膜疾病、纵隔疾病、心脏疾病、神经精神疾病、结缔组织疾病。

（二）发病机制

来自各种感受器的传入信息和脑干呼吸中枢产生的呼吸驱动命令不一致，或呼吸驱动力与实际达到的通气量不匹配，即可发生呼吸困难。

1. 呼吸力学的改变

（1）弹性阻力：肺顺应性减弱，见于肺间质纤维化、广泛炎症、肺充血、肺水肿以及肥胖、胸廓畸形、腹压增加。

（2）非弹性阻力：呼吸道的气流阻力增加，见于哮喘、慢性阻塞性肺气肿。

2. 化学感受器反射 动脉血氧分压降低、二氧化碳分压升高、pH值降低都可通过化学感受器反射作用刺激呼吸中枢，加强呼吸运动，增加通气量，过度则出现呼吸困难。

3. 肺内化学感受器的反射 肺扩张时引起肺牵张感受器刺激，通过迷走神经传入大脑，使机体从吸气转入呼气，如肺炎、肺水肿致呼吸肌负荷增加。

4. 呼吸肌功能障碍 神经肌肉疾病、呼吸肌疲劳导致机械效率低，呼吸肌缩短。

5. 其他 呼吸困难与心理情感因素两者相互影响。

（三）临床表现与鉴别要点

1. 吸气性呼吸困难 吸气费劲，出现三凹征，表现为胸骨上窝、锁骨上窝、肋间隙凹陷，有干咳及高调吸气性喉鸣。

2. 呼气性呼吸困难 呼气费劲、呼气缓慢，常伴有呼气期哮鸣音。

3. 混合性呼吸困难 在吸气及呼气期均感费劲，呼吸频率增快，深度变浅，可伴有呼吸音异常或病理性呼吸音。

4. 心源性呼吸困难 活动时出现或加重，休息时减轻或消失，卧位明显，常于睡眠中出现胸闷、气急，患者被迫采取端坐体位，两肺底或全肺可闻及湿啰音。

5. 中毒性呼吸困难 酸中毒出现深长而规则的呼吸，药物中毒出现呼吸缓慢及变浅。

6. 精神神经性呼吸困难 呼吸慢而深或浅快。

五、胸痛

【病例分析】

1. 病历摘要 患者，女性，67岁，胸痛3天入院。胸痛位于胸骨后，呈绞窄性疼痛，疼痛持续无缓解，伴濒死感，无恶心、呕吐，无腹痛、反酸，含服硝酸甘油后症状无缓解。近3个月来曾有类似发作史，自行含服硝酸甘油后可缓解。查体：稍烦躁，心界向左下扩大，心率114次/分，心律齐，未闻及杂音。辅助检查：心电图：Ⅰ、aVL、$V_{1\sim5}$导联ST段弓背上抬；心肌酶：CK 373 U/L、CK-MB 152 U/L；肌钙蛋白：13.73 ng/ml。

2. 临床诊断 急性心肌梗死。

3. 诊断要点 患者67岁，有反复心绞痛发作史，急性起病，主要表现为胸骨后疼痛，呈绞窄性疼痛，伴有濒死感，疼痛持续无缓解。查体心界向左下扩大、心率增快。心电图示：Ⅰ、aVL、$V_{1\sim5}$导联ST段弓背上抬。CK、CK-MB及肌钙蛋白明显升高。

胸痛（chest pain）是指胸壁及其内脏等部位的疼痛，是临床常见的症状之一，主要由胸部疾病引起，少数由其他部位病变引起。胸痛的程度因痛阈的个体差异而不同，常与病情轻重程度不完全一致。

(一)病因与分类

胸部疾病是引起胸痛的主要原因,部分心血管系统、呼吸系统及消化系统疾病等也可引起胸痛。

1. 胸部疾病 胸壁皮肤、皮下组织、肌肉、肋软骨、肋间神经等病变,如急性皮炎、皮下蜂窝织炎、带状疱疹、肋软骨炎、流行性肌炎、肋间神经炎、肋骨骨折等。

2. 心血管疾病 心脏及大血管疾病,如冠状动脉粥样硬化性心脏病、急性心包炎、心肌病、二尖瓣或主动脉瓣病变、胸主动脉瘤、肺栓塞(梗死)、肺动脉高压以及心脏神经官能症等。

3. 呼吸系统疾病 肺、气管、胸膜病变,如胸膜炎、胸膜肿瘤、自发性气胸、支气管炎、肺炎、肺脓肿、支气管肺癌等。

4. 消化系统疾病 食管及部分肝、胆病变,如食管炎、食管癌、食管裂孔疝,或胆囊炎、胆石症、肝脓肿等。

5. 纵隔疾病 如纵隔炎、纵隔肿瘤、纵隔脓肿、纵隔气肿等。

6. 其他疾病 过度通气综合征、膈下脓肿、外伤等。

(二)发病机制

各种化学、物理因素及刺激因子,如炎症、缺氧、肌张力改变、癌肿浸润、组织坏死等,均可刺激胸部的感觉神经纤维产生痛觉冲动,痛觉冲动传导至大脑皮质痛觉中枢,引起胸痛。除病变器官局部疼痛外,还可表现为远离该器官的某部位体表或深层组织疼痛,称为放射痛(radiating pain)或牵涉痛。其发生机制为:内脏病变与相应区域体表的传入神经进入脊髓同一节段,并在脊髓后角发生联系,使来自内脏的感觉冲动可直接激发体表感觉神经元,引起相应体表区域疼痛。如心绞痛除表现为心前区、胸骨后疼痛外,也可放射至左肩背、左上肢内侧或左颈、左侧面颊部等。

(三)临床表现

胸痛的临床表现,因疾病性质各有不同,常与以下因素有关。

1. 发病年龄 青壮年胸痛,多考虑为结核性胸膜炎、风湿性心脏瓣膜病、先天性心脏病、自发性气胸、心肌炎、心肌病等。40岁以上中老年胸痛,应多考虑心绞痛、心肌梗死、支气管肺癌等。

2. 疼痛部位 包括:①食管、纵隔病变,以及心绞痛、心肌梗死等均可表现为胸骨后疼痛;②自发性气胸、胸膜炎、肺梗死等均可在患侧引起剧烈疼痛,疼痛多位于腋中线及腋前线附近;③夹层动脉瘤引起的疼痛多位于胸背部,向下放射至下腹、腰部及双侧腹股沟和下肢;④肝、胆疾病及膈下脓肿引起的胸痛多位于右下胸,当病变侵犯膈肌中心时,疼痛可放射至右肩部;⑤胸壁炎症病变可有局部红、肿、热、痛表现,带状疱疹呈多数连接的小水疱群,沿一侧肋间神经分布,不越过前正中线;⑥肋软骨炎,多累及第1、2肋软骨,呈单个或多个隆起,局部有压痛但无红、肿等表现,咳嗽、深呼吸或上肢大幅度活动时疼痛加重;⑦肋间神经炎常有神经压痛,在脊柱旁、腋中线或胸骨旁可有明显压痛。

3. 性质及强度 胸痛性质多样,如钝痛、刺痛、刀割样痛等,胸痛的程度可分为剧烈、轻微和隐痛。①心绞痛呈绞窄性疼痛,伴有重压窒息感;②急性心肌梗死疼痛剧烈、持久,并有恐惧、濒死感;③夹层动脉瘤,突发胸背部撕裂样剧痛或锥痛;④干性胸膜炎,为尖锐性刺痛或撕裂样疼痛,咳嗽、深呼吸时加重;⑤肺梗死,为突发剧烈刺痛或绞痛,常伴呼吸困难、发绀;⑥其他:带状疱疹呈刀割样、电击样或灼热样剧痛,肋间神经痛呈阵发性灼痛或刺痛。

4. 持续时间 一般平滑肌或血管狭窄缺血所致的疼痛多为阵发性;炎症、肿瘤、栓塞或梗死所致的疼痛多呈持续性;心脏神经官能症常出现短暂(数秒钟)性刺痛,也可持续性隐痛达数小时或数天甚至更久。

5. 影响因素 主要是胸痛发生的诱因、加重与缓解因素。①劳累、精神紧张、情绪激动等因素可诱发心绞痛,含服硝酸酯类药物可迅速缓解(1~2 min内),但对心肌梗死的疼痛无效;②食管疾病引起的胸痛，多在进食时发作或加重，口服抗酸剂和促胃肠动力药可减轻或消失，含服硝酸甘油或硝酸异山梨酯无效；③胸膜炎、心包炎、自发性气胸引起的胸痛可随咳嗽、深呼吸、体位改变等而加剧。

（四）鉴别要点

1. 问诊要点 ①发病年龄，起病情况，病因及诱因。②疼痛的部位、范围、性质、程度、持续时间、加重及缓解因素，有无他处放射。③有无咳嗽、咯血、胸闷、吞咽困难等呼吸、心血管、消化系统相关伴随症状。④有无肺结核、肺癌、冠心病、高血压、糖尿病、胃食管反流等疾病史，诊治经过，特别是用药及疗效情况。

2. 伴随症状 有助于胸痛的病因鉴别。包括心血管、呼吸、消化及其他各系统的症状，常见为：①伴有吞咽困难，多见于食管病变，如反流性食管炎、食管癌、食管贲门失弛缓症等；②伴有咯血、咳嗽，多提示肺部病变，可能为肺结核、肺炎、肺栓塞、支气管肺癌等；③伴有胸闷、呼吸困难、大汗、四肢厥冷，常提示病变累及范围较大，如肺炎球菌性肺炎、自发性气胸、胸腔积液、心肌梗死、肺栓塞、主动脉夹层等；④伴有发热、咳嗽、咳痰，多提示炎症性病变，如气管、支气管及肺部感染性疾病。

六、咳嗽与咳痰

【病例分析】

1. 病历摘要 患者，男性，32岁，因"寒战、发热、咳嗽、咳痰伴右侧胸痛8天"入院。患者入院前8天淋雨受凉后出现寒战、发热、咳嗽、咳痰，伴右侧胸痛。体温波动在38.5～39.6℃，痰为黄色脓痰，痰量约20 ml/d，不易咳出。右胸痛呈持续钝痛，无放射性，无盗汗，无胸闷，无咯血，无心悸，无呼吸困难，无腹痛，无腹泻，无尿频，无尿急，无尿痛，无排尿困难，体重无变化。自服"日夜百服宁""咳嗽糖浆"后，体温略有下降，每日波动在38.5℃左右，但咳嗽、咳痰及胸痛无好转。胸部X线检查提示"右中叶肺炎"，为进一步诊治收入我院。患者既往健康。查体：体温38.6℃，右肺语音震颤稍增强，叩诊浊音，呼吸音稍增粗，未闻及干、湿啰音，左肺呼吸音清晰，无胸膜摩擦音。辅助检查：血常规：WBC 13.6×10^9/L，N 0.8，Hb 135 g/L，PLT 120×10^9/L；胸部X线检查：右中肺片状浸润影。

2. 临床诊断 社区获得性肺炎。

3. 诊断要点 32岁男性，受凉后寒战、发热、咳嗽、咳痰，伴右侧胸痛。体检：体温38.5～39.6℃，右肺语音震颤稍增强，叩诊浊音，呼吸音稍增粗；血常规：WBC 13.6×10^9/L，N 0.8；胸部X线检查：右中肺片状浸润影。

本例患者主要表现为受凉后寒战、发热、咳嗽、咳痰，伴右侧胸痛，结合肺部体检、血常规及胸部X线检查诊断为社区获得性肺炎。

咳嗽为常见症状之一，也是一种重要的防御机制。咳嗽能清除咽部和整个呼吸道的黏性分泌物、吸入的有害物和异物，并且具有清除呼吸道刺激因子、抵御感染的作用。咳嗽既是有益的，也是有害的。痰是气管、支气管的分泌物或肺泡内的渗出液，借助咳嗽将其排出称为咳痰。

（一）病因

引起咳嗽、咳痰的病因很多，最常见的是呼吸道感染。

1. 感染因素 ①上呼吸道感染；②气管、支气管感染；③肺、胸膜疾病；④传染病和寄生虫病。

2. 理化因素 ①呼吸道阻塞；②呼吸道受压迫；③气雾刺激。

3. 过敏因素 ①过敏性鼻炎；②支气管哮喘；③热带嗜酸性粒细胞增多症等。

4. 心血管疾病 ①左心衰竭引起肺淤血或肺水肿；②右心衰竭引起肺栓塞。

5. 中枢神经因素 ①脑炎；②脑膜炎。

6. 其他因素 ①服用血管紧张素转化酶抑制剂；②胃食管反流病；③肝脓肿、膈下脓肿；④白血病、尿毒症、结缔组织病；⑤咳嗽变异型哮喘；⑥后鼻部分泌物滴流。

（二）发病机制

咳嗽是由于延髓咳嗽中枢受刺激引起。来自耳、鼻、咽、喉、支气管、胸膜等感受区的刺激传入延髓咳嗽中枢，该中枢再将冲动传向运动神经，即喉下神经、膈神经和脊髓神经，分别引起咽肌、膈肌和其他呼吸肌的运动来完成咳嗽动作，表现为深吸气后，声门关闭，继以突然剧烈的呼气，冲出狭窄的声门裂隙产生咳嗽动作和发出声音。

（三）临床表现

1. 根据咳嗽的性质 可表现为以下两种。

（1）干性咳嗽：急慢性咽喉炎、急性支气管炎的初期、喉癌、支气管肿瘤、胸膜疾病、气管受压、二尖瓣狭窄、原发性肺动脉高压。

（2）湿性咳嗽：急慢性支气管炎、肺炎、支气管扩张、肺脓肿、空洞型肺结核。

2. 根据咳嗽的时间与规律 可表现为以下几种。

（1）突发性咳嗽，见于吸入刺激性气体或异物、气管或支气管分叉处受压。

（2）发作性咳嗽，见于百日咳、支气管内膜结核、变异性哮喘。

（3）长期慢性咳嗽，见于慢性支气管炎、支气管扩张、肺脓肿、肺结核。

（4）夜间咳嗽，见于左心衰竭、肺结核。

（5）清晨或夜间变动体位时声音嘶哑加剧，见于慢性支气管炎、支气管扩张、肺脓肿声带炎症或肿瘤压迫喉返神经。

3. 根据咳嗽的音色 可表现为以下几种。

（1）鸡鸣样咳嗽，见于百日咳、会厌、喉部疾病和气管受压。

（2）金属音咳嗽，见于纵隔肿瘤、主动脉瘤或支气管肺癌、淋巴瘤、结节病压迫气管。

（3）咳嗽声音低微或无力，见于严重肺气肿、声带麻痹及极度衰弱。

4. 根据痰的性质和痰量 可表现为以下几种。

（1）黏液性痰，见于急性支气管炎、支气管哮喘、大叶性肺炎初期、慢性支气管炎、肺结核。

（2）浆液性痰，见于肺水肿。

（3）脓性痰，见于细菌感染、厌氧菌感染。

（4）铁锈色痰，见于肺炎球菌肺炎。

（5）较多的浆液泡沫样痰，见于弥漫性肺泡癌。

（6）痰白黏稠、牵拉成丝，见于白念珠菌感染。

（7）黄绿色或翠绿色痰，见于铜绿假单胞菌感染。

（8）痰量较少，见于急性呼吸道炎症。

（9）痰量较多，见于支气管扩张、肺脓肿、支气管胸膜瘘。

（四）伴随症状

1. 咳嗽伴发热 见于急性上下呼吸道感染、肺结核、胸膜炎。

2. 咳嗽伴胸痛 见于肺炎、胸膜炎、支气管肺癌、肺栓塞、自发性气胸。

3. 咳嗽伴呼吸困难 见于喉头水肿、肿瘤、支气管哮喘、慢性阻塞性肺疾病、重症肺炎、肺结核、大量胸腔积液、气胸、肺淤血、肺水肿、气管或支气管异物。

4. 咳嗽伴咯血 见于肺结核、支气管扩张、肺脓肿、肺癌、二尖瓣狭窄、肺含铁血黄素沉着症、支气管结石。

5. 咳嗽伴大量脓痰 见于支气管扩张、肺脓肿、肺脓肿合并感染、支气管胸膜瘘。

6. 咳嗽伴哮鸣音 见于支气管哮喘、慢性支气管炎喘息型、弥漫性泛支气管炎、心源性哮喘、气管及支气管异物、支气管肺癌。

7. 咳嗽伴杵状指 见于支气管扩张、肺脓肿、支气管肺癌、脓胸。

七、咯血

【病例分析】

1. 病历摘要 患者，男性，24岁，因"低热、盗汗、乏力、咳嗽1个月，加重伴痰中带血3天"入院。患者入院前1个月，无明显诱因出现低热、盗汗、乏力、轻微咳嗽，咳少量白色黏液痰。自服"阿莫西林"等药，效果不佳。入院前3天患者咳嗽加重，痰中带血丝，色红，体温接近38℃。无消瘦。既往健康。查体：体温37.9℃，右肺呼吸音弱，未闻及啰音。血常规：WBC 10.0×10^9/L，N 0.7，Hb 120 g/L，PLT 150×10^9/L。血沉 20 mm/h。胸部X线检查：右上肺野见斑片状模糊阴影，其间可见小透光区。

2. 临床诊断 右上肺浸润型肺结核。

3. 诊断要点 青年男性，起病缓慢，有结核中毒症状：低热、盗汗、乏力；呼吸道症状：咳嗽、咳痰、痰中带血；胸部X线检查：右上肺野见斑片状模糊阴影，其间可见小透光区。

本例患者主要表现为低热、盗汗、乏力、咳嗽、痰中带血，结合胸部X线检查：右上肺野见斑片状模糊阴影，其间可见小透光区，可诊断为右上肺浸润型肺结核。

喉及喉部以下的呼吸道任何部位的出血经口腔咯出，称为咯血。

（一）病因

1. 支气管疾病 常见于支气管扩张、支气管肺癌、支气管内膜结核、支气管炎等；较少见于支气管腺瘤、支气管结石、支气管囊肿、支气管静脉曲张、支气管异物、支气管黏膜非特异性溃疡。

2. 肺部疾病 常见于肺结核、肺炎、肺脓肿、肺淤血等；较少见于肺梗死、肺真菌病、肺寄生虫病、肺动脉发育不全、肺囊肿、肺含铁血黄素沉着症、尘肺、肺转移性肿瘤。

3. 循环系统疾病 较常见于风湿性心脏病、左心衰竭、肺动脉高压；较少见于心内膜炎，先天性心脏病如房间隔缺损、动脉导管未闭，遗传性出血性毛细血管扩张，肺动静脉瘘。

4. 血液系统疾病 见于血小板减少性紫癜、白血病、再生障碍性贫血、血友病、弥散性血管内凝血。

5. 传染性疾病 见于流行性出血热、肺钩端螺旋体病、肺型鼠疫。

6. 结缔组织病和风湿病 见于结节性多动脉炎、血管炎、系统性红斑狼疮、韦格纳肉芽肿病。

7. 医源性疾病 见于抗凝治疗、支气管-肺活检、纤维支气管镜检查损伤、导管及手术治疗。

8. 其他疾病 见于慢性肾衰竭、肺出血-肾炎综合征、外伤、吸入毒性气体或药物、子宫内膜异位症。

（二）发生机制

1. 支气管疾病 主要是炎症、肿瘤、结石致支气管黏膜或毛细血管壁通透性增加，或黏膜下血管破裂所致。

2. 肺部疾病 肺结核咯血的机制为结核病变使毛细血管通透性增加、血液渗出，导致痰中带血或小血块，或小动脉瘤破裂，或继发的结核性支气管扩张形成的动静脉瘘破裂。

3. 心血管疾病 发生机制多为肺淤血造成肺泡壁或支气管内膜毛细血管破裂和支气管黏膜下层支气管静脉曲张破裂所致。

(三)临床表现

1. 年龄上,青壮年咯血可见于肺结核、支气管扩张、风湿性心瓣膜病、二尖瓣狭窄;而老年患者咯血可见于支气管肺癌。
2. 咯血量上,小量咯血可见于支气管肺癌、慢性支气管炎、支原体肺炎;而大量咯血可见于肺结核空洞、支气管扩张、慢性肺脓肿。
3. 咯血颜色上,鲜红色见于肺结核、支气管扩张、肺脓肿、出血性疾病、支气管结核;铁锈色血痰见于肺炎球菌肺炎、肺吸虫病、肺泡出血;砖红色胶冻样血痰见于肺炎克雷伯菌感染;暗红色血痰见于二尖瓣狭窄肺淤血;粉红色泡沫样痰见于左心衰竭肺水肿;黏稠暗红色血痰见于肺梗死。

(四)伴随症状

咯血可伴随下列症状。

1. **咯血伴发热** 见于肺结核、肺炎、肺脓肿、流行性出血热。
2. **咯血伴胸痛** 见于大叶性肺炎、肺结核、肺梗死、支气管肺癌。
3. **咯血伴脓痰** 见于支气管扩张症、肺脓肿、肺结核空洞、肺囊肿并发感染、化脓性肺炎。
4. **咯血伴黄疸** 见于大叶性肺炎、钩端螺旋体病、肺梗死。
5. **咯血伴皮肤、黏膜出血** 见于血液病、流行性出血热、风湿性疾病。
6. **咯血伴呛咳** 见于支气管肺癌、支原体肺炎。

八、腹痛

【病例分析】

1. **病历摘要** 患者,男性,47岁,腹痛10h入院。饮酒及高脂肪饮食后发病,腹痛位于左上腹,持续性疼痛,阵发性加重,呈刀割样疼痛,伴有腹胀、恶心、呕吐,呕吐后腹痛无缓解,无发热、黄疸。既往体健。查体:急性病容,心、肺查体无异常,腹平坦,左上腹肌紧张,有压痛及反跳痛,肝、脾未触及,肝区无叩击痛,肠鸣音减弱。辅助检查:血淀粉酶857 U/L,尿淀粉酶正常。
2. **临床诊断** 急性胰腺炎。
3. **诊断要点** 患者急性起病,有饮酒及高脂肪饮食诱因,主要表现为左上腹持续性疼痛,阵发性加重,呈刀割样疼痛,伴有腹胀、恶心、呕吐,呕吐后腹痛无缓解,查体左上腹肌紧张,有压痛及反跳痛,肠鸣音减弱,血淀粉酶升高。

腹痛(abdominal pain)多由腹部脏器的器质性或功能性病变引起,部分腹腔外疾病也可引起,是临床常见症状之一。腹痛的性质和程度,受病变性质和刺激程度影响,同时也受神经及心理因素影响。

(一)病因及分类

腹痛病因较多,临床上根据起病缓急、病程长短,将腹痛分为急性腹痛和慢性腹痛。

1. **急性腹痛** 具有起病急、病情重、转变快等特点,其中需要外科紧急处理的又称为急腹症,具体病因分类见表2-2。

表2-2 急性腹痛的常见分类

病变部位	病因	疾病举例
腹腔脏器或腹壁病变	腹部脏器急性炎症	急性胃炎、急性肠炎、急性阑尾炎、急性胰腺炎、急性胆囊炎、急性胆管炎、急性Meckel憩室炎、急性结肠憩室炎、急性盆腔炎、急性肾盂肾炎等
	腹膜急性炎症	急性自发性腹膜炎、腹腔脏器感染直接累及,或脏器穿孔、破裂等刺激引起的继发性腹膜炎

续表

病变部位	病因	疾病举例
腹腔脏器或腹壁病变	腹部脏器穿孔	胃肠道急性穿孔，如消化性溃疡急性穿孔、胃癌急性穿孔、外伤及其他各种原因引起的急性肠穿孔等
	腹部脏器破裂	肝破裂、脾破裂、膀胱破裂等内脏破裂，如外伤性肝破裂、脾破裂、肝癌结节破裂、肝海绵状血管瘤破裂、异位妊娠破裂、卵巢破裂等
	空腔脏器梗阻或扩张	贲门、胃、十二指肠、小肠、结肠、胆管系统、胰管、肾及输尿管等部位的急性梗阻，多因炎症、溃疡、蛔虫、结石、肿瘤等病变引起，如膈疝、腹外疝、急性幽门梗阻、急性肠梗阻、胆绞痛、胆道蛔虫病、肾绞痛等
	空腔脏器扭转	如急性肠扭转、肠套叠、绞窄性疝、急性肠系膜或大网膜扭转、急性胆囊扭转、急性脾扭转、卵巢囊肿扭转、妊娠子宫扭转、急性胃扭转等
	腹部脏器血管病变	血管栓塞或血栓形成，如肠系膜动脉或静脉的栓塞或血栓形成、急性门静脉血栓形成、急性肝静脉血栓形成、脾梗死、肾梗死等
	其他病变	急性胃扩张、胃黏膜脱垂、急性尿潴留、痛经、流产等；腹壁损伤或炎症，如腹壁挫伤、腹壁脓肿、腹壁带状疱疹等
腹外邻近器官病变	胸部病变	急性肺炎、膈胸膜炎、心包炎、急性心肌梗死、急性右心衰竭、肋间神经炎、肋软骨炎等
	脊柱病变	部分胸、腰椎病变可引起腹痛（以上腹痛为主），因脊柱曲度的增加而加重，可有脊柱畸形和压痛
全身性疾病	中毒	铅中毒、砷中毒、铊中毒等
	代谢紊乱	糖尿病酮症酸中毒、尿毒症、急性血卟啉病、低血糖、高脂血症、低钙血症、低钠血症等
	变态反应	腹型过敏性紫癜、腹型风湿热等
	结缔组织病	结节性多发动脉炎、系统性红斑狼疮
	急性溶血	输血、药物、感染等因素引起的急性溶血
	神经源性疾病	腹型癫痫、脊髓结核、带状疱疹、末梢神经炎、神经官能性腹痛等

2. 慢性腹痛 起病缓慢、病程较长，或在急性腹痛后反复发作，有时可迁延达数月或数年之久。慢性腹痛病因相当复杂，包括慢性炎症、溃疡、肿瘤、内分泌紊乱、寄生虫、感染或其他功能紊乱等多种因素，见表2-3。

表2-3 慢性腹痛的常见病因

病因	症状特点	疾病举例
慢性炎症或溃疡病	疼痛程度较轻，起病缓慢，反复发作，疼痛部位与病变部位相对应	空腔脏器病变：如消化性溃疡、阑尾炎、胆囊炎、慢性胃肠炎、炎症性肠病（溃疡性结肠炎、克罗恩病）、肠结核、输尿管周围炎、输卵管炎、膀胱炎等

续表

病因	症状特点	疾病举例
占位性病变	疼痛多呈慢性进行性加重,早期无或有轻微症状及体征,随疼痛加重可出现消化道症状,如食欲减退、腹胀、恶心、呕吐、便秘、腹泻、便秘与腹泻交替、便血(如反复粪便潜血阳性、黑便或血便)、消瘦、贫血等	①息肉:如胃息肉、肠道息肉、胆道息肉 ②囊肿:如肝囊肿、腺囊肿(包括真性囊肿、假性囊肿)、脾囊肿、大网膜及肠系膜囊肿、卵巢囊肿等 ③良性病变:如脂肪瘤、平滑肌瘤、纤维瘤、血管瘤、神经纤维瘤、胃肠道腺瘤样病变等 ④恶性病变:如肝癌、胃癌、小肠和结肠癌、胆囊癌、胰腺癌、膀胱癌、子宫和卵巢癌等,以及平滑肌肉瘤、血管肉瘤、淋巴肉瘤、脂肪肉瘤、纤维肉瘤等
先天性病变	早期症状及体征均不明显,常在体检时发现病变,但先天狭窄、闭锁和畸形者症状明显	如胃下垂、肝内外胆管扩张、多囊肾、肾下垂、游走肾、肾积水、十二指肠血管压迫综合征、胃肠道憩室等
内脏血管供血病变	饱餐后发生脐周压榨样疼痛、上腹痛或偶见全腹痛,呈钝痛或绞痛,有时可向背部或下腹部放射,持续时间数分钟或数十分钟不等,以后小量饮食也可促发腹痛,常伴有腹泻等肠道症状,服药后可缓解	如动脉粥样硬化、非闭塞性肠缺血(充血性心力衰竭、低血压、使用洋地黄或快速利尿剂等)、慢性肠系膜上静脉血栓形成等
胃肠功能紊乱	腹痛与精神因素有关,疼痛无规律性,部位不定,病程长,一般情况好,检查无器质性病变	如消化不良、胃肠神经官能症、肠易激综合征、肝脾区综合征
腹外疾病	常伴有相应的全身症状	慢性中毒、代谢紊乱、变态反应及结缔组织病、神经源性疾病

(二)发病机制

腹痛的发生与内脏神经、脊神经关系密切。内脏神经又称自主神经,由交感神经及副交感神经组成,内脏的感觉通过自主神经传导,腹壁的感觉通过脊神经传导,两者汇聚于脊髓背根。根据发生机制不同,可将腹痛分为3类:内脏性腹痛、躯体性腹痛和感应性腹痛(牵涉痛)。

1. 内脏性腹痛 痛觉信号由空腔脏器的平滑肌过度收缩(痉挛)牵拉或实质脏器的包膜受牵张产生,是由交感神经传入脊髓引起的疼痛。

2. 躯体性腹痛 痛觉信号来自腹膜壁层及腹壁,经体神经传至脊神经根,反映到相应脊髓节段所支配的皮肤所引起的疼痛,无内脏神经参与。

3. 感应性腹痛 又称牵涉痛,内脏性腹痛牵涉至体表部位,是内脏神经与脊神经共同参与引起的疼痛,即内脏痛觉信号传至相应脊髓节段,引起该节段支配的体表部位疼痛。

临床上部分疾病的腹痛常涉及多种发病机制,如阑尾炎起病早期表现为脐周或上腹部疼痛,伴有恶心、呕吐,为内脏性呕吐;随着病情进展,疼痛转移至右下腹麦氏点(McBurney点),为持续而强烈的炎症刺激影响相应脊髓节段的躯体传入神经纤维产生的感应性腹痛(牵涉痛);如炎症进一步进展至波及局部腹膜壁层,则出现躯体性腹痛,疼痛剧烈,伴有局部肌紧张、压痛、反跳痛。

(三)临床表现

腹痛因病因不同而临床表现不一,应结合其疼痛部位、性质、发作时间及伴随症状加以鉴别。

1. 疼痛部位 腹痛部位常提示病变部位。如中上腹部疼痛,多为食管下段、胃、十二指肠、胰腺病变;右上腹部疼痛,多见于胆囊炎、胆石症、肝脓肿、原发性肝癌等;右下腹部 McBurney 点疼痛,提示急性阑尾炎;下腹部疼痛,多见于结肠病变、膀胱炎、盆腔炎、异位妊娠破裂等;弥漫性或部位不确定的腹痛,多见于急慢性腹膜病变、肠梗阻、出血坏死性肠炎、铅中毒、血卟啉病等。

2. 性质与程度 突发剧烈中上腹部疼痛,呈持续性刀割样、烧灼样痛,继而蔓延至全腹痛,常见于消化性溃疡穿孔;阵发性剑突下钻顶样疼痛,常见于胆道蛔虫症;阵发性剧烈绞痛,辗转不安,见于胆道结石或泌尿系结石等引起的胆绞痛、肾绞痛;持续性、广泛性剧烈腹痛,腹肌紧张、压痛及反跳痛,提示急性腹膜炎;消化性溃疡常呈长期性、周期性、节律性中上腹部刺痛或烧灼样痛;慢性肝炎或肝淤血时多为胀痛,进行性加剧的肝区疼痛应高度怀疑原发性肝癌。

3. 影响因素 进食油腻食物诱发的腹痛,提示胆囊炎或胆石症;暴饮暴食、酗酒诱发的上腹痛,应注意急性胰腺炎;腹部外力撞击(如车祸)后出现腹痛,注意肝、脾破裂,多伴有休克表现;部分机械性肠梗阻与腹部手术史有关。

4. 发作时间 空腹或夜间痛,多见于十二指肠溃疡;餐后腹痛,多见于胃溃疡、胃肿瘤、胆道或胰腺病变;子宫内膜异位引起的腹痛多与月经来潮关系密切;卵泡破裂引起的腹痛发生在月经间期。

5. 与体位的关系 部分特殊体位可使腹痛加剧或减轻,有利于腹痛病因的判断。如胃食管反流病,在躯体前屈或平卧时腹痛明显,直立位时减轻;胃黏膜脱垂,左侧卧位时腹痛减轻;胃下垂,久立或运动后腹痛发作或加重;十二指肠壅滞症,膝胸位或俯卧位时腹痛及呕吐症状缓解;急性胰腺炎、胰腺癌,仰卧位时疼痛明显,而前倾坐位或俯卧位时疼痛减轻。

(四)鉴别要点

1. 问诊要点 ①一般资料:包括年龄、性别、职业等。②起病情况:有无饮食、饮酒、手术、外伤等诱发因素,急性腹痛要特别注意各种急腹症的鉴别;慢性腹痛应注意诱因、病因及缓解因素。③疼痛性质:烧灼样疼痛多与化学刺激有关;钻顶样疼痛提示胆道蛔虫症;绞痛多与空腔脏器痉挛、扩张或梗阻有关。临床上,应注意肠绞痛、胆绞痛、肾绞痛三者的鉴别,见表 2-4。④疼痛时间:注意疼痛时间与进食、活动、体位的关系,有助于腹痛病因的判断。⑤基础疾病:有助于腹痛病因判断。如有消化性溃疡病史者突发腹痛,要注意溃疡穿孔;有腹部手术史患者出现腹痛要考虑肠梗阻。

表 2-4 肠绞痛、胆绞痛、肾绞痛的鉴别要点

类别	疼痛部位	鉴别要点
肠绞痛	多位于脐周、下腹部	多有恶心、呕吐、腹泻、肠鸣音增加等
胆绞痛	右下腹,可放射至右肩及右肩胛骨	多有黄疸、发热、Murphy 征阳性、肝区叩击痛
肾绞痛	腰部,向下放射至腹股沟、会阴部及大腿内侧	常有尿频、尿急、血尿、蛋白尿等

2. 伴随症状 有助于鉴别腹痛类型。

(1)急性腹痛:①伴有发热、寒战,提示炎症感染,常见于急性胆道感染、急性胆囊炎、肝脓肿、急性阑尾炎与腹腔外感染性疾病;②伴有恶心、呕吐,常见于急性胃肠炎、急性胆囊炎、急性胰腺炎、肠梗阻等;③伴有腹泻,常见于急性肠炎、食物中毒、腹型过敏性紫癜等;④伴有血便,常见于急性细菌性痢疾(多为黏液脓血便)、急性出血性坏死性肠炎、肠套叠等;⑤伴有黄疸,常

见于急性溶血、急性胆道梗阻等疾病。

（2）慢性腹痛：①伴有发热，多见于慢性炎症、脓肿、结缔组织病、恶性肿瘤等；②伴有腹泻，多见于慢性肠道炎症、慢性肝胆疾病、慢性胰腺炎、消化道功能紊乱等；③伴有血便，多提示下消化道出血，多见于肠道血管畸形、肠道肿瘤、肠结核、溃疡性结肠炎等疾病；④伴有腹部肿块，常见于结核性腹膜炎、腹部脏器肿瘤、慢性脓肿等疾病；⑤伴有黄疸，常见于慢性肝炎、肝硬化、肝癌、慢性胆道感染、胰头癌等。

九、黄疸

【病例分析】

1. 病历摘要　患者，男性，57岁，皮肤黄、眼黄1周，伴有乏力、食欲减退、尿黄等症状，无皮肤瘙痒，排便正常。既往有慢性乙型病毒性肝炎病史多年。查体：皮肤黏膜、巩膜轻度黄染，可见肝掌及蜘蛛痣，双肺及心脏查体无异常。腹平软，无压痛及反跳痛，肝、脾肋下未触及，肝区无叩击痛，移动性浊音阴性，双下肢无水肿。辅助检查：肝功能：ALT 156 U/L，TBIL 89.6 μmol/L，DBIL 59.3 μmol/L，IBIL 30.3 μmol/L。HBV-DNA 2.48×10^5copies/ml。

2. 临床诊断　肝细胞性黄疸（慢性病毒性乙型肝炎）。

3. 诊断要点　患者有慢性病毒性乙型肝炎病史多年，目前主要表现为黄疸，伴有乏力、食欲减退症状，查体可见肝掌及蜘蛛痣，辅助检查提示肝功能损害，胆红素呈双向升高，HBV-DNA载量升高，支持肝细胞性黄疸诊断。

黄疸（jaundice）为高胆红素血症的临床表现，是由于胆红素代谢障碍使血清中胆红素浓度升高而引起皮肤、黏膜、巩膜以及其他组织和体液发生黄染的现象，是多种疾病的症状和体征，尤其多见于肝、胆、胰腺疾病。

【胆红素正常代谢】

胆红素主要来源于血红蛋白分解。血循环中衰老的红细胞在脾、肝或骨髓中经单核-巨噬细胞系统破坏，降解为血红蛋白，血红蛋白在组织蛋白酶的作用下形成血红素和珠蛋白，血红素在催化酶的作用下转化为胆绿素，胆绿素再经还原酶的作用还原成胆红素，占总胆红素的80%～85%；另有一小部分（15%～20%）来源于肝细胞内含有亚铁血红素的蛋白质分解，还有少量胆红素产生于无效的红细胞，即未成熟的红细胞在骨髓或血循环中过早被破坏。

胆红素正常代谢见图2-1。

开始形成的胆红素为游离胆红素，因未经肝细胞摄取、未与葡萄糖醛酸结合，称为非结合胆红素（间接胆红素），在血循环中与白蛋白结合，形成胆红素-白蛋白复合物，运载至肝，经Disse间隙被肝细胞摄取，与胞质载体蛋白Y、Z结合，并被携带、运输至肝细胞光面内质网的微粒体部分，在葡萄糖醛酸转移酶的催化作用下，与葡萄糖醛酸结合，形成结合胆红素（直接胆红素）。

结合胆红素从肝细胞经胆管系统进入肠道后，在回肠末端及结肠经肠道细菌酶（β-葡萄糖醛酸苷酶）的分解与还原作用，形成尿胆原。大部分尿胆原（80%～90%）在肠道与氧接触氧化为尿胆素后从粪便排出，称为粪胆原。小部分尿胆原（10%～20%）在肠道内被重吸收，经肝门静脉回到肝内，其中大部分转化为结合胆红素，又随胆汁再次排入肠道，形成"胆红素的肠肝循环"。被吸收回肝的小部分尿胆原经体循环由肾排出体外，每日不超过6.8 μmol/L。

（一）病因及分类

临床上多按黄疸病因和胆红素性质进行分类。

1. 按黄疸病因分类　临床上最为常用的黄疸分类方法，以肝细胞性黄疸和胆汁淤积性黄疸最为常见。

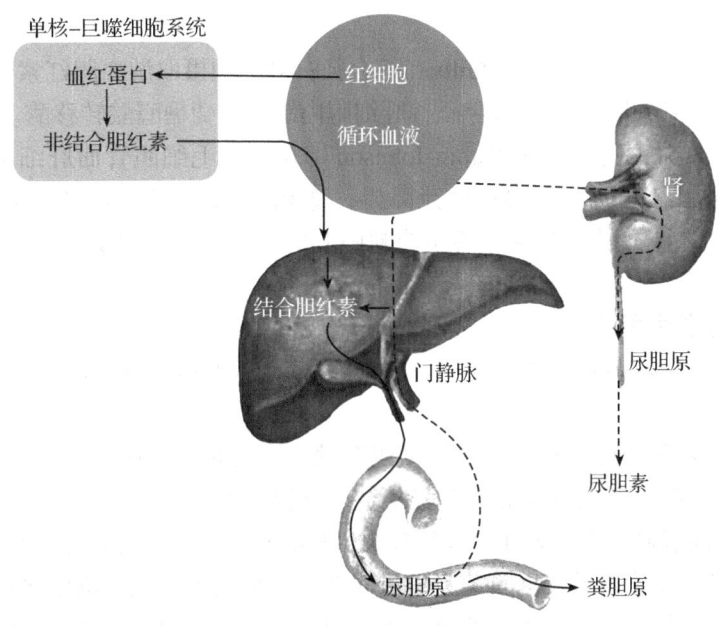

图 2-1 胆红素正常代谢示意图

（1）溶血性黄疸：见于红细胞破坏产生溶血现象的疾病，包括先天性溶血性贫血及后天获得性溶血性贫血，如海洋性贫血、自身免疫性贫血、不同血型输血后的溶血、蚕豆病等。

（2）肝细胞性黄疸：见于各种肝病，如病毒性肝炎、肝硬化、肝癌、败血症等，因肝细胞广泛坏死引起黄疸。

（3）胆汁淤积性黄疸：分为肝外阻塞（如胆石症、胰头癌等）、肝内阻塞（如肝内胆管结石、癌栓形成等）和肝内胆汁淤积（如原发性胆汁性肝硬化）。

（4）先天性非溶血性黄疸：临床少见，如 Gilbert 综合征、Crigler-Najjar 综合征、Dubin-Johnson 综合征等。

2. 按胆红素性质分类 对胆红素代谢的环节及可能的病因作出初步判断。

（1）以非结合胆红素升高为主的黄疸：血清总胆红素升高，非结合胆红素升高 80%～85% 以上，多为肝前性因素引起，主要见于胆红素生成过多、摄取或结合障碍等。

（2）以结合胆红素升高为主的黄疸：血清总胆红素升高，结合胆红素超过 30%，由胆红素在肝内转运、排泄障碍或同时有胆红素摄取、结合和排泄障碍引起，主要见于肝外胆管阻塞、肝内胆管阻塞、肝内胆汁淤积。

（二）发生机制

病因不同，黄疸发病机制各有不同。

1. 溶血性黄疸 大量红细胞被破坏，非结合胆红素增加，超过正常肝代谢能力。另外，贫血及红细胞破坏产物的毒性作用，削弱了肝细胞对胆红素的代谢功能，非结合胆红素在血中潴留，出现黄疸。

2. 肝细胞性黄疸 肝细胞受损，肝对胆红素的摄取、结合、排泄能力下降，以致非结合胆红素潴留于血中。同时因肝细胞损害、肝小叶结构破坏致毛细胆管受损，胆汁排泄受阻，结合胆红素不能正常排泄、反流入血发生黄疸。

3. 胆汁淤积性黄疸 多为机械因素致胆道阻塞，上端胆管内压力升高，胆管扩张，甚至小胆管及肝内毛细胆管破裂，胆汁中胆红素直接或经淋巴液反流入血。另外，部分肝内胆汁淤积是由于胆汁分泌功能障碍、毛细胆管通透性增加，胆汁浓缩致胆盐沉积及胆栓形成所致。

4. 先天性非溶血性黄疸 由于先天性酶缺陷，肝细胞对胆红素的摄取、结合及排泄发生障碍所致的黄疸。

（1）以非结合胆红素升高为主：① Gilbert 综合征：肝细胞摄取游离胆红素障碍及微粒体内葡萄糖醛酸转移酶不足；② Crigler-Najjar 综合征：肝细胞内缺乏葡萄糖醛酸转移酶。

（2）以结合胆红素升高为主：① Dubin-Johnson 综合征：毛细胆管面肝细胞膜上 MRP_2 蛋白变异，致肝细胞对结合胆红素向毛细胆管排泄障碍；② Rotor 综合征：慢性家族性高结合胆红素血症，为常染色体隐性遗传，因肝细胞分泌功能缺陷和肝细胞代谢胆红素能力下降致使血清胆红素升高。

（三）临床表现与鉴别要点

黄疸临床表现不一，应结合病史、症状、体征、实验室和其他辅助检查结果，进行综合分析和鉴别诊断。

1. 溶血性黄疸 表现为巩膜轻度黄染，呈浅柠檬色，皮肤无瘙痒。急性溶血起病急、症状重，多表现为寒战、高热、呕吐、腰背酸痛、全身不适，并出现不同程度贫血和血红蛋白尿，严重时可发生急性肾衰竭；慢性溶血多为先天性，起病较缓，症状轻微，表现为贫血，可有脾大。

2. 肝细胞性黄疸 皮肤黏膜及巩膜黄染，呈浅黄至深金黄色，偶有皮肤瘙痒，严重者可有出血倾向。如急性肝炎，可有发热、乏力、食欲减退、肝大等表现；如慢性肝炎或肝硬化，可有肝掌、蜘蛛痣、脾大或腹水等。

3. 胆汁淤积性黄疸 肤色暗黄、黄绿或绿褐色，甚至呈黑色；皮肤瘙痒明显，常出现在黄疸之前；心动过缓，尿色深，粪便颜色变浅或呈白陶土色。同时，有原发疾病表现，如肝外梗阻常有腹痛、发热、恶心、呕吐等症状；胰头癌或壶腹周围癌黄疸呈进行性加重，常缺乏特征性临床表现。

4. 先天性非溶血性黄疸

（1）以非结合胆红素升高为主：① Gilbert 综合征：一般无明显症状，或仅有乏力、肝区不适等症状，一般状况良好；② Crigler-Najjar 综合征：Ⅰ型多在出生后 6～18 个月死于核黄疸，Ⅱ型可在出生后即出现黄疸，或在出生后 20～30 年内黄疸反复发生，禁食、感染、代谢紊乱等因素可诱发或加重，甚至可有核黄疸发生；粪便及尿液颜色正常；无肝、脾大。

（2）以结合胆红素升高为主：① Dubin-Johnson 综合征：一般无症状或症状轻微，可有肝大，但无脾大；② Rotor 综合征：以结合胆红素升高为主，胆囊造影大多正常，少部分可不显影，肝活组织检查正常。

【问诊要点】

1. 饮食及服药情况 注意鉴别假性黄疸，过量进食含有胡萝卜素的食物或服用某些药物（如新霉素、米帕林等）后，表现为皮肤发黄，但巩膜正常。另外，部分老年人球结膜有淡黄色脂肪蓄积，表现为巩膜不均匀黄染，但皮肤无黄染。

2. 起病情况 包括起病缓急、起病前有无疫水接触史、是否为集体发病等。

3. 既往病史 特别是有无肝、胆疾病史，以及有无长期酗酒史。

4. 病程及黄疸波动情况 有助于黄疸类型及病因判断。

十、恶心与呕吐

【病例分析】

1. 病历摘要 患者，女性，21 岁，恶心、呕吐 1 天，伴有腹痛、腹泻、食欲减退、乏力等症状，粪便为黄色稀烂便，无黏液脓血，无里急后重。既往体健，起病前曾同朋友野外烧烤，朋友中有发生类似症状者。查体：T 37.5℃，BP 135/78 mmHg；双肺、心脏查体无异常；腹肌软，上腹部及脐周有压痛，无反跳痛，肝、脾肋下未触及，肠鸣音 10 次/分。便常规可见白细胞。

2. 临床诊断 急性胃肠炎。

3. 诊断要点 主要表现为恶心、呕吐,伴有腹痛、腹泻、食欲减退、乏力等症状,起病前曾同朋友野外烧烤,朋友中有发生类似症状者。查体有低热、上腹部及脐周有压痛、肠鸣音活跃,便常规可见白细胞,考虑为急性胃肠炎。

恶心(nausea)为上腹部不适或紧迫欲吐的感觉,常为呕吐的前驱表现,也可单独出现。呕吐(vomiting)是通过胃的强烈收缩迫使胃或部分小肠内容物逆流经食管、口腔排出体外的现象,反复和持续的剧烈呕吐多可引起危重并发症。恶心与呕吐为复杂的反射动作,可由多种原因引起。

(一)病因与分类

1. 按各系统病因分类 根据不同系统疾病的分类,见表2-5。

表 2-5 呕吐的系统病因分类

分类	常见疾病
消化系统疾病	咽部、食管、胃肠道病变,以及肝、胆、胰腺疾病均可引起恶心、呕吐,如胃食管反流病、消化性溃疡、肠梗阻、胰腺炎等
内分泌、代谢性疾病	糖尿病酮症酸中毒、甲状腺功能亢进、血卟啉病、肾衰竭等
电解质紊乱	低钾血症、低钠血症等
泌尿系统疾病	如肾炎、泌尿系结石、尿毒症及肾动脉血栓形成等
血液系统疾病	如白血病、多发性骨髓瘤等
心血管系统疾病	如急性心肌梗死早期、充血性心力衰竭、高血压危象等
妇科疾病	如妊娠呕吐、急性盆腔炎、卵巢囊肿扭转等
神经系统疾病	如脑血管意外、脑外伤、脑肿瘤及小脑疾病等
其他	药物不良反应、食物及药物中毒、神经性呕吐、低血压等

2. 按病理生理分类 分为反射性呕吐及中枢性呕吐,见表2-6。

表 2-6 呕吐的病理生理分类

分类	常见病因
反射性呕吐	①消化系统疾病:咽部刺激,胃、十二指肠疾病,小肠及大肠疾病,其他消化系统疾病;②急性中毒;③泌尿系统疾病;④心血管疾病;⑤妇科疾病;⑥青光眼
中枢性呕吐	①中枢神经系统疾病;②药物毒性作用;③代谢障碍,体内毒素刺激:低钠血症、尿毒症、甲状腺危象;④糖尿病酮症酸中毒、妊娠呕吐等;⑤急性全身性感染;⑥反射性损害;⑦前庭障碍性呕吐:梅尼埃病、晕动病、迷路炎;⑧神经官能性呕吐:胃神经官能症、癔症

(二)发生机制

恶心与呕吐是一个复杂而又协调的反射动作,分为3个阶段:①恶心:胃张力和蠕动减弱,十二指肠张力增强,并出现十二指肠-胃反射;②干呕:声门紧闭,痉挛性呼吸运动伴腹肌收缩,同时幽门括约肌关闭而食管下端括约肌松弛；③呕吐：腹肌持续收缩、横膈肌下降、腹压增高、胃窦持续收缩、贲门开放，胃内容物通过食管、咽、口腔排出体外。

恶心与呕吐受神经反射中枢、化学感受器触发带支配。①神经反射中枢：接受来自消化道的迷走神经传入支及交感神经的内脏神经的冲动，直接支配呕吐动作；②化学感受器触发带：接受外来的化学性刺激或药物及内生代谢产物刺激，产生传入冲动至神经反射中枢再引起呕吐。化学感受器触发带必须在神经反射中枢完整功能及其的介导下，才会引起呕吐。另外，脑-肠轴参与有关恶心与呕吐的发生机制。

（三）临床表现与鉴别要点

恶心与呕吐既是机体正常保护性本能之一，又是多种疾病的临床表现，应注意鉴别。

1. 临床表现

（1）呕吐与体位、发生时间的关系：①餐后、弯腰或平卧时出现反流、呕吐，多见于胃食管反流病；②清晨空腹时的恶心、呕吐，多见于妊娠、尿毒症、颅内压升高等；③进餐过程中或餐后即刻呕吐，多见于贲门失弛缓症或幽门管溃疡；④呕吐发生于进餐1h后，提示胃张力下降或胃排空延迟，多见于胃轻瘫；⑤餐后较久（多在12h后）或数餐后发生呕吐，呕吐宿食，量多，振水音阳性，见于幽门梗阻；⑥餐后近期发生呕吐，特别是集体群发者，多为食物中毒。

（2）呕吐物性质：①呕吐物带有发酵、腐败气味，提示胃潴留；②呕吐物带有粪臭味，提示低位肠梗阻；③呕吐物带有烂苹果味，提示可能为糖尿病酮症酸中毒；④呕吐物含有大量酸性液体，多见于胃泌素瘤或十二指肠溃疡；⑤呕吐物为咖啡样物或血液，提示上消化道出血。

2. 伴随症状 ①伴胸骨后、剑突下烧灼感或疼痛，多见于反流性食管炎、贲门失弛缓症、食管贲门黏膜撕裂综合征等；②伴腹痛、腹泻，多见于急性胃肠炎、细菌性食物中毒、霍乱、副霍乱，以及其他各种原因的急性中毒；③右上腹部疼痛、发热、寒战，或有黄疸症状者，多见于胆囊炎、胆石症或盲肠后位阑尾炎；④伴腹痛、腹胀、肛门排便、排气量减少或停止排便、排气，见于不完全性或完全性肠梗阻；⑤伴头痛、头晕，且为喷射性呕吐，多见于颅内高压或青光眼；⑥伴眩晕、眼球震颤者，多见于前庭器官病或梅尼埃病；⑦应用某些药物如抗生素或抗癌药物等，呕吐常与药物的副作用有关；⑧育龄妇女清晨空腹时的恶心、呕吐，应注意早孕反应。

3. 体征

（1）腹部压痛：①剑突下压痛，多见于消化性溃疡、胃炎、反流性食管炎等；②中上腹压痛和（或）反跳痛，局部腹肌紧张，多见于急性胰腺炎；③McBurney点压痛明显，提示急性阑尾炎；④上腹部及脐周有压痛，肠鸣音活跃，多见于急性胃肠炎、细菌性食物中毒、霍乱、副霍乱等。

（2）腹部饱满：①上腹部饱满，有时可见胃型，振水音阳性，提示幽门梗阻；②上腹部饱满，可触及包块，有压痛，应注意胃癌可能；③腹部膨隆，可见胃肠型及蠕动波，肠鸣音亢进，见于机械性肠梗阻。

（3）皮肤黏膜、巩膜黄染，右上腹有压痛和（或）反跳痛，Murphy征阳性，肝区叩击痛，多见于胆囊炎、胆石症等。

【问诊要点】

1. 起病情况 如起病急骤，多见于急性胃肠炎、食物中毒、肠梗阻等，若为喷射性呕吐，则提示颅内高压；如起病缓慢，多见于消化性溃疡、反流性食管炎及其他慢性疾病引起的呕吐。

2. 呕吐物性质 呕吐物特征、性状及气味，有助于推测是否中毒、有无消化道器质性梗阻等；根据是否有酸味可区别胃潴留与贲门失弛缓症；根据是否有胆汁，可区分十二指肠乳头平面上、下的梗阻；根据呕吐物的量可确定有无上消化道梗阻，并估计液体丢失量。

3. 发作诱因 如餐后即刻呕吐,多见于贲门失弛缓症;口服吗啡、洋地黄等药物后出现呕吐者,多为药物副作用所致;呕吐与体位有关,餐后、弯腰或平卧时出现,多见于胃食管反流病。

4. 既往病史 如有无高血压、糖尿病、冠心病、酗酒史、晕车史、腹部手术史、月经史等,有助于呕吐病因的判断。

十一、呕血

【病例分析】

1. 病历摘要 患者,男性,42岁,反复上腹痛3年,呕血8h入院。腹痛以空腹及夜间明显,进食后减轻,反复发作,未系统诊治。1天前无明显诱因出现呕血1次,为咖啡样物,量约150 ml,伴头晕、乏力。既往体健。查体:T 37.5℃,BP 110/65 mmHg。双肺、心脏查体无异常。腹肌软,上腹部有压痛,无反跳痛,肝、脾肋下未触及,肠鸣音10次/分。血常规示:Hb 95 g/L。

2. 临床诊断 消化性溃疡出血。

3. 诊断要点 患者反复上腹痛,以空腹及夜间明显,进食后减轻,目前出现呕吐咖啡样物,伴头晕、乏力等症状,查体有低热,上腹部有压痛,肠鸣音活跃,血红蛋白下降,考虑为消化性溃疡出血,胃镜检查可确诊。

呕血(hematemesis)指血液经口腔呕出,见于屈氏韧带以上消化器官或全身性疾病所致的急性上消化道出血,常伴有黑便,严重时可出现休克表现。

(一)病因与分类

呕血的病因较多,可分为门脉高压性和非门脉高压性两类,见表2-7。

表2-7 呕血的病因分类

分类	常见病因
非门脉高压性	消化系统疾病: ①食管疾病:食管炎(反流性食管炎、食管憩室炎)、食管癌、食管溃疡、食管损伤; ②胃、十二指肠疾病:消化性溃疡、急性糜烂出血性胃炎、胃癌(包括残胃癌)、息肉性病变、血管异常(血管瘤、Dieulafoy病等)、胃黏膜脱垂伴溃疡、急性胃扩张、克罗恩病、十二指肠肿瘤(较少见); ③肝、胆疾病:肝癌、肝脓肿或动脉瘤破入胆道、胆道结石、胆道寄生虫、胆囊或胆管癌; ④胰腺疾病:急慢性胰腺炎、胰腺癌并发脓肿破溃累及十二指肠 全身性疾病: ①血液疾病:血小板减少性紫癜、过敏性紫癜、血友病、白血病、遗传性毛细血管扩张症、弥散性血管内凝血(DIC); ②感染性疾病:流行性出血热、钩端螺旋体病、登革热、暴发型肝炎、败血症; ③结缔组织病:系统性红斑狼疮、皮肌炎、结节性多动脉炎累及上消化道; ④其他疾病:尿毒症、肺源性心脏病、门脉高压性胃病
门脉高压性	食管胃底静脉曲张破裂、各种原因的肝硬化、门静脉阻塞、Budd-Chiari综合征

尽管呕血的原因较多,但临床上以消化性溃疡最为常见,其次为食管或胃底静脉曲张破裂,再次为急性糜烂性出血性胃炎及胃癌,最后考虑憩室炎、血管畸形、过敏性紫癜、尿毒症等其他少见疾病。

(二）临床表现与伴随症状

1. 临床表现 取决于病变性质、部位、出血量和速度。

（1）呕血颜色：视出血量大小、在胃内停留时间长短及出血部位而不同。如出血量大、在胃内停留时间短、出血位置较高，呕血多为鲜红色或暗红色，并夹有血凝块；如出血量较小，或在胃内停留时间长，出血位置较低，多为咖啡样物，夹有食物残渣。

（2）周围循环衰竭：临床表现与出血量相关，如出血量小于循环血容量的10%，一般无明显症状；当出血量达循环血容量10%～20%时，可出现头晕、乏力等症状；当超过循环血容量的20%时，则有冷汗、四肢厥冷、心悸、脉率增加等有效血容量不足表现；如出血量超过循环血容量的30%以上，则会出现面色苍白、呼吸急促、心率增快、脉搏细弱、血压下降，甚至呈休克状态，危及生命。

（3）发热：大量呕血后，多数患者在24 h内出现发热，一般多为低热，体温不超过38.5℃，持续3～5天如出血停止，体温可降至正常。

（4）血液学变化：①贫血：出血早期可无明显变化，出血3～4 h后因组织液渗入及输液治疗等因素使血液稀释，血红蛋白及血细胞比容逐渐降低，24～72 h血液稀释至最大限度，贫血表现明显；②网织红细胞：出血24 h内网织红细胞即可出现增高，至出血后4～7天可高达5%～15%，出血停止后逐渐降至正常；③白细胞：大量呕血2～5 h可有白细胞轻至中度升高，出血停止后2～3天逐渐降至正常。

（5）氮质血症：大量呕血后，大量蛋白质进入肠道被消化、吸收，血尿素氮可出现一过性升高，称为肠源性氮质血症。一般于出血后数小时开始升高，24～48 h达高峰，出血停止后3～4天逐渐降至正常。

2. 伴随症状 对出血原因及出血量的判断具有重要意义。

（1）上腹部疼痛：有慢性、周期性、节律性上腹部疼痛或不适，提示呕血多为消化性溃疡；如上腹部疼痛持续不愈，无明显节律性，伴食欲减退、反复黑便、消瘦、贫血等，应考虑胃癌或溃疡恶变。

（2）肝、脾大：脾大，可见肝掌及蜘蛛痣、腹水征阳性，食管胃底静脉曲张破裂或门脉高压性胃病出血的可能性大；肝大，质地坚硬，表面凹凸不平或有结节，肝区叩击痛阳性，多为肝癌。

（3）黄疸：伴有腹胀、乏力，可见慢性肝病体征，提示食管胃底静脉曲张破裂或门脉高压性胃病出血；伴有发热、寒战、右上腹痛，提示胆道疾病。

（4）皮肤黏膜出血：常与血液疾病及凝血功能障碍性疾病有关，如白血病、血小板减少性紫癜、血友病等。

（5）其他：如吞咽困难，进行性加重，甚至胸骨后疼痛，消瘦、贫血，多为食管癌。

【问诊要点】

1. 基础病 是判断呕血病因的基础。

（1）有消化性溃疡病史，呕血前腹痛加重，呕血后腹痛减轻，提示消化性溃疡出血。

（2）有慢性肝炎、肝硬化、肝癌、血吸虫病或有长期大量饮酒史，多为食管胃底静脉曲张破裂或门脉高压性胃病出血。

（3）有服用非甾体抗炎类药物、饮高浓度酒及严重创伤、心脑血管意外、手术等应激因素，多为急性糜烂出血性胃炎。

（4）其他：血液病、感染性疾病及结缔组织病等全身性疾病均可引起呕血。

2. 呕血的诱因 注意是否有饮食不洁、饮酒、毒物或特殊药物的摄入史，有助于呕血病因的判断。

3. 呕血的性质 有助于推测出血的部位、出血量及速度。

4. 呕血量 呕血量不能正确反映出血量，可作为估计出血量的参考，具体出血量情况应结合全身表现及血红蛋白水平综合判断。

5. 一般情况 重点询问是否有循环血容量不足表现。

十二、便血

【病例分析】

1. 病历摘要 患者，男性，65岁，反复血便2个月，再发3天。血便2~3次/天不等，为鲜红色血液，黏附在粪便表面，每次量少，具体不详，伴食欲减退、乏力、消瘦等症状，无肛门疼痛。既往体健。查体：BP 110/65 mmHg，双肺、心脏查体无异常，腹肌软，左下腹可触及一大小约3.0 cm×2.5 cm包块，质中，轻压痛，脾肋下未触及，肠鸣音正常。直肠指检指套染有少许鲜红色血液，未触及包块。血常规：Hb 75 g/L。便常规+OB：RBC 15~20个/HP，OB（++）。

2. 临床诊断 结肠癌。

3. 诊断要点 患者，男性，65岁，反复血便，为鲜红色血液，黏附在粪便表面，每次量少，伴食欲减退、乏力、消瘦等症状。查体左下腹可触及一大小约3.0 cm×2.5 cm包块，质中，轻压痛，直肠指检指套染有少许鲜红色血液；血红蛋白下降；便常规可见红细胞、隐血阳性，考虑为结肠癌，肠镜检查可确诊。

便血（hematochezia）是指消化道出血从肛门排出，表现为粪便带血，或血便。便血颜色取决于消化道出血部位、出血量与血液在肠道停留的时间，可呈鲜红、暗红或黑色。另有少量出血不造成粪便颜色变化，但隐血试验阳性，称为隐血（occult blood, OB）。

（一）病因与分类

便血病因繁多，上、下消化道及全身性疾病均可引起便血，见表2-8。

表2-8 便血的病因

分类	常见病因
上消化道疾病	非门脉高压性： ①食管疾病：食管炎（反流性食管炎、食管憩室炎）、食管癌、食管溃疡、食管损伤 ②胃、十二指肠疾病：消化性溃疡、急性糜烂出血性胃炎、胃癌（包括残胃癌）、息肉性病变、血管异常（血管瘤、Dieulafoy病等）、胃黏膜脱垂伴溃疡、急性胃扩张、克罗恩病、十二指肠肿瘤（较少见） ③肝、胆疾病：肝癌、肝脓肿或动脉瘤破入胆道、胆道结石、胆道寄生虫、胆囊或胆管癌 ④胰腺疾病：急慢性胰腺炎、胰腺癌并发脓肿破溃累及十二指肠 门脉高压性： 食管胃底静脉曲张破裂、各种原因的肝硬化、门静脉阻塞、Budd-Chiari综合征、门脉高压性胃病
下消化道疾病	①小肠疾病：肠结核、肠伤寒、小肠克罗恩病、急性出血性坏死性肠炎、钩虫病、小肠肿瘤、小肠憩室炎或溃疡、Meckel憩室炎或溃疡、肠套叠 ②结肠疾病：急性细菌性痢疾、阿米巴痢疾、溃疡性结肠炎、憩室炎、血吸虫病、结肠癌、结肠息肉 ③直肠肛管疾病：直肠肛管损伤、非特异性结肠炎、直肠息肉、直肠癌、放射性直肠炎、痔疮、肛裂、肛瘘 ④血管病变：血管瘤、血管畸形、毛细血管扩张症、血管退行性变、缺血性肠炎、静脉曲张破裂

续表

分类	常见病因
全身性疾病	①血液疾病：白血病、血小板减少性紫癜、血友病、遗传性毛细血管扩张症 ②感染性疾病：流行性出血热、伤寒、副伤寒、钩端螺旋体病 ③结缔组织病：系统性红斑狼疮、结节性动脉炎、白塞综合征 ④其他疾病：维生素C及维生素K缺乏症、尿毒症、败血症、重症肝炎、子宫内膜异位症、邻近恶性肿瘤或脓肿侵入肠道腔、药物性肠炎、汞中毒、砷中毒

（二）临床表现与鉴别要点

引起便血的疾病很多，需结合临床表现、伴随症状等进行综合鉴别分析。

1. 临床表现 粪便可为血便、黑便或便中带血等，因出血部位、出血量以及血液在肠腔内停留时间不同而有不同表现。

（1）下消化道疾病出血：如出血部位较低（如左半结肠）、出血量多、出血速度快，血液在肠腔内停留时间短，多为鲜红色血便；如出血部位较高（如小肠、右半结肠）、出血量不大、出血速度慢，血液在肠腔内停留时间长，多为黑便。

（2）上消化道疾病出血：出血部位高，如出血量大、出血速度快，血液在肠腔内停留时间短，多为暗红色血便；如出血量小、出血速度慢，血液在肠腔内停留时间长，可仅表现为黑便或柏油样便，应注意与下消化道疾病出血相鉴别。

（3）肛门或肛管疾病出血：鲜红色血便，不与粪便混合，仅黏附于粪便表面或于排便后有鲜血滴出或喷射出。

（4）其他：阿米巴痢疾的粪便多为暗红色果酱样的脓血便；急性细菌性痢疾多有黏液脓血便；急性出血性坏死性肠炎多为洗肉水样血便，并有特殊的腥臭味。

2. 伴随症状

（1）腹痛：如排血便或脓血便时腹痛，便后腹痛减轻，常见于细菌性痢疾、阿米巴痢疾或溃疡性结肠炎等；剧烈腹痛后出现便血，多为急性出血性坏死性肠炎、肠系膜血栓形成或栓塞、肠套叠等。

（2）里急后重感：肛门坠胀，便意频繁，但每次排便量甚少，便后未感轻松，仍感觉排便不净，提示肛门、直肠疾病等。

（3）发热：常见于细菌性痢疾、流行性出血热、钩端螺旋体病等，肠结核、溃疡性结肠炎、憩室炎及部分恶性肿瘤等。

（4）出血倾向：常见于急性传染性疾病或血液系统疾病，如重症肝炎、流行性出血热、白血病、过敏性紫癜、血友病等。

（5）消瘦：多见于慢性消耗性疾病或恶性肿瘤，如肠结核、胃肠道恶性肿瘤、溃疡性结肠炎等。

【问诊要点】

1. 基础病史 消化性溃疡、痔疮、肛裂及血液系统疾病、结缔组织病等有助于诊断；长期汞、砷接触史，有助于汞中毒或砷中毒的诊断。

2. 便血诱因 如有饮食不洁史，多提示急性细菌性痢疾、急性胃肠炎等，如集体发病，应考虑食物中毒；长期服用抗凝药物，便血伴有出血倾向，提示凝血功能障碍性疾病可能性最大。

3. 便血量 同呕血量一样，仅可作为估计出血量的参考，需结合全身表现及血红蛋白水平才能大致估计失血量。

4. 一般情况 便血后是否出现有效循环血容量不足的表现，有助于失血量的判断。

十三、腹泻与便秘

腹 泻

【病例分析】

1. 病历摘要 患者，女性，15岁，腹泻3天入院，排便5~8次/天，为黏液血便，每次量少，里急后重感明显，伴有发热、腹痛、恶心、食欲减退、乏力等症状。既往体健，起病前曾同朋友在野外烧烤，朋友中有类似症状发生。查体：T 38.5℃，BP 135/78 mmHg，双肺、心脏查体无异常。腹肌软，脐周有压痛，无反跳痛，肝、脾肋下未触及，肠鸣音10次/分。血常规：WBC 15.2×10^9/L，N 0.86。便常规：可见红、白细胞。

2. 临床诊断 急性细菌性痢疾。

3. 诊断要点 患者主要表现为腹泻和黏液血便，里急后重感明显，伴有发热、腹痛、恶心、食欲减退、乏力等症状，起病前有不洁饮食，同伴中有类似患者，查体有发热、脐周有压痛、肠鸣音活跃，便常规可见红、白细胞，血常规提示白细胞计数及中性粒细胞比例升高，考虑为急性细菌性痢疾，便培养可确诊。

腹泻（diarrhea）指排便次数增多，粪质稀薄，或带有黏液、脓血或未消化食物。正常排便次数因人而异，从每周3次至每日3次不等，健康成年人每日排便量应少于200 g，含水量100~200 ml，为成形软便。当每日排便3次以上，或每日粪便总量大于200 g，且含水量大于80%时，即为腹泻。

（一）病因与分类

根据病程将腹泻分为急性腹泻和慢性腹泻，急性腹泻病程不超过2个月，超过2个月者为慢性腹泻。

1. 急性腹泻 包括肠道疾病、全身性感染、急性中毒等诸多病因，见表2-9。

表2-9 急性腹泻常见病因

分类	常见病因
肠道疾病	病原体感染，如病毒、细菌、原虫、蠕虫感染，炎症性肠病，急性出血性坏死性肠炎，缺血性肠病，放射性肠炎，肠道肿瘤等
全身性疾病	伤寒，副伤寒，败血症，钩端螺旋体病，变态反应性肠炎，过敏性紫癜，甲状腺功能亢进症，尿毒症等
急性中毒	动、植物类中毒，药物中毒及重金属中毒，如河豚、白果、有机磷农药、汞、砷中毒等

2. 慢性腹泻 病因复杂多样，可为器质性病变，也可为功能性疾病，见表2-10。

表2-10 慢性腹泻常见病因

分类	常见病因
肠道疾病	慢性细菌感染性疾病，肠寄生虫病，肠道真菌病，炎症性肠病，肠道肿瘤，肠道消化、吸收不良等
胃部疾病	慢性萎缩性胃炎，胃癌，胃空肠吻合术后等
胰腺疾病	慢性胰腺炎，胰腺癌，囊性纤维化，胰腺广泛切除术后等
肝胆疾病	各种原因的肝硬化，胆石症，慢性胆囊炎等
全身疾病	肾脏疾病（如尿毒症），内分泌、代谢性疾病（如甲状腺功能亢进症），风湿性疾病（如系统性红斑狼疮）等
其他疾病	药物或食物过敏性腹泻，肠易激综合征等

（二）发生机制

腹泻发生机制复杂，根据其病理生理过程可归纳为以下几个方面。

1. 渗透性腹泻 肠道内容物渗透压增加，血浆水分进入肠腔，超过肠道吸收能力，或肠黏膜病变致吸收面积减小，均可引起腹泻。渗透性腹泻的特点：①禁食或停药后腹泻停止；②肠腔内渗透压可超过血浆渗透压；③粪便中含大量未经消化或吸收的食物或药物。

2. 分泌性腹泻 当肠道黏膜隐窝细胞分泌量超过肠绒毛上皮细胞吸收能力时，引起腹泻。分泌性腹泻的特点：①肠黏膜组织基本正常；②肠液与血浆渗透压相同；③粪便多呈水样、量较大，无脓血或过多的脂肪；④禁食后腹泻不减轻。

3. 渗出性腹泻 肠黏膜炎症时渗出大量黏液、排出脓血，导致腹泻，又称炎症性腹泻。渗出性腹泻的特点：①粪便含有渗出液和血液，左半结肠炎症多有肉眼黏液脓血便，如有溃疡或糜烂，多为脓血便；②腹泻和全身症状严重程度取决于肠道受损的程度。

4. 动力性腹泻 肠道神经调节功能失常，肠蠕动紊乱（多表现为蠕动增加），以致肠内容物过快通过肠腔，与肠黏膜接触时间过短，影响消化、吸收而导致腹泻。动力性腹泻的特点：①粪便稀烂或呈水样，无或少渗出物；②伴肠鸣音亢进或腹痛。

（三）临床表现与鉴别要点

腹泻的临床表现复杂多样，应根据起病、病程、排便情况、伴随症状及病原检查等分析鉴别。

1. 临床表现

（1）年龄与性别：乳糖酶缺乏多见于儿童；肠结核、炎症性肠病多见于青壮年；功能性腹泻多见于青年女性；结肠癌多见于老年男性。

（2）起病与病程：急性起病，腹泻频繁且伴有发热者多见于肠道感染；起病缓慢，病程较长呈间歇性发作，多见于炎症性肠病、肠易激综合征、吸收不良综合征等；集体起病多见于食物中毒。

（3）粪便性质：糊状或水样便，甚至脓血便，多见于急性感染性腹泻；多为稀便，或带有黏液、脓血，多见于慢性痢疾、炎症性肠病等；粪便呈暗红色或果酱样，多为阿米巴痢疾。

（4）腹痛部位：小肠病变多为脐周腹痛，腹泻后腹痛缓解不明显；结肠病变多为下腹部疼痛，以左下腹多见，腹泻后腹痛常可缓解。

2. 伴随症状

（1）伴发热：多见于细菌性痢疾、伤寒或副伤寒、肠结核、克罗恩病等。

（2）伴里急后重感：提示直肠病变，如溃疡性结肠炎、直肠肿瘤，以及痢疾等。

（3）伴皮疹或皮下出血：多见于败血症、过敏性紫癜等。

（4）伴关节肿痛：多见于炎症性肠病、肠结核、系统性红斑狼疮等。

【问诊要点】

1. 起病情况 询问起病急骤或缓慢，起病前是否有不洁饮食、疫区旅行、接触疫水等病史；腹泻是否与饮食、情绪有关。

2. 粪便性质 询问和观察粪便性状，并结合便常规检查，有助于区分感染与非感染、渗出性与分泌性、动力性腹泻。

3. 群体发病及地区、家族中发病情况 询问同时聚餐者群体发病情况，有助于对食物中毒、流行病的诊断；了解地区、家族中的发病情况，对地方病、遗传病的诊断具有重要价值。

4. 影响因素 询问腹泻加重、缓解因素，有助于判断腹泻类型。

便 秘

【病例分析】
1. 病历摘要 患者,女性,42岁,反复便秘1年,再发1周。3～5天排便1次,量少,呈羊粪状,伴便前下腹部隐痛不适,便后缓解,焦虑,睡眠差,无食欲减退、消瘦等症状,工作压力大或情绪紧张时症状明显,曾先后2次结肠镜检查未见异常。既往体健。查体:T 36.5℃,BP 110/65 mmHg,双肺、心脏查体无异常。腹平软,无压痛及反跳痛,未触及包块,肝、脾肋下未触及,肠鸣音4次/分。血常规及血生化未见异常。

2. 临床诊断 肠易激综合征。

3. 诊断要点 患者中年女性,反复便秘,粪便呈羊粪状,伴前下腹部隐痛不适,便后缓解,焦虑,睡眠差,工作压力大或情绪紧张时症状明显,无食欲减退、消瘦等症状,曾先后2次结肠镜检查未见异常。查体无阳性体征。血常规及血生化未见异常。考虑为肠易激综合征,需进一步排除器质性病变。

便秘(constipation)指排便频率降低,一般每周排便少于3次,粪便干结,排便困难或不尽感。便秘是临床上常见的症状,往往是严重消化系统疾病(如肠道肿瘤等)和其他非消化系统疾病的伴随症状之一。

(一)病因与分类

引起便秘的病因很多,根据有无器质性病变,分为功能性便秘和器质性便秘,见表2-11。

表2-11 便秘的病因及分类

分类	常见病因
功能性便秘	进食缺乏纤维素或水分不足、正常排便习惯受干扰、结肠运动功能紊乱、排便推动力不足、直肠排便反射迟钝或丧失、精神过度紧张或抑郁、滥用泻药,形成药物依赖、年老体弱,活动量过少、结肠冗长
器质性便秘	直肠与肛门病变(如痔疮、肛裂)、局部病变导致排便无力(如大量腹水)、肠梗阻(如结肠肿瘤、肠扭转)、腹腔或盆腔肿瘤压迫(如子宫肌瘤)、肠肌松弛、排便无力(如尿毒症、糖尿病)、药物影响,肠肌松弛(如吗啡)

(二)发病机制

食物在消化道经消化、吸收后,食物残渣经小肠输送到结肠,在结肠内大部分水分和电解质被吸收后形成粪团,最后输送至乙状结肠、直肠,通过排便活动排出体外。整个排便过程的生理活动包括:①粪便膨胀形成机械性刺激,引起便意、排便反射;②直肠平滑肌出现推动性收缩;③肛门内、外括约肌松弛;④腹肌、膈肌收缩使腹内压增高,将粪便排出体外。下列任何一个环节出现异常均可引起便秘:①排便阈值升高,便意感减少,发生便秘;②肛门、直肠感觉或动力异常,主要是肛门外括约肌和耻骨直肠肌不能松弛,有时在排便时肌肉活动呈反方向增强,引起便秘;③腹肌无力,排便时直肠内压力不能升高,直肠、肛门压力梯度下降,导致便秘;④肛门直肠交界处缺乏神经节细胞,粪便抵达直肠时不易引起直肠肛门抑制反射,导致便秘,如成人型巨结肠。

(三)临床表现与鉴别要点

便秘的临床表现不一,应根据起病情况、基础病及伴随症状等分析鉴别。

1. 临床表现

(1)急性便秘,多有腹痛、腹胀,甚至恶心、呕吐等症状。

（2）慢性便秘，一般无特殊表现，可有食欲减退、腹胀、下腹部不适，排便时出现左腹部或下腹部疼痛或下坠感，排便后症状减轻。

（3）便秘、粪便干结，可致痔核出血或肛裂，出现肛周疼痛、便血等症状。

2. 伴随症状

（1）伴腹痛、腹胀，恶心、呕吐，肛门停止排气，腹部膨隆，可见胃肠型及蠕动波，全腹有压痛，甚至有反跳痛，肠鸣音亢进或消失，提示肠梗阻。

（2）伴消瘦，左下腹触及包块，应注意左半结肠肿瘤，但要注意与结肠内粪块相鉴别；如右下腹部触及包块，多见于肠结核、克罗恩病。

（3）便秘、腹泻交替，应注意肠结核、溃疡性结肠炎、肠易激综合征等。

（4）伴精神紧张、焦虑、失眠，无消瘦、贫血及阳性体征，多为功能性便秘，需在排除器质性病变后考虑诊断。

【问诊要点】

（1）排便频次、性状及排便量，起病情况及病程，影响因素。

（2）年龄、职业、生活习惯、饮食结构、有无偏食。

（3）精神状态，包括情绪紧张、焦虑、忧郁等情况。

（4）用药情况，有无服用可引起便秘的药物或长期服用泻药史。

（5）基础疾病，有无内分泌、代谢性疾病及慢性铅中毒等。

十四、无尿、少尿与多尿

【病例分析】

1. 病例摘要 患儿男性，9岁，水肿、血尿10天，进行性少尿8天。患儿10天前晨起发现双眼睑水肿，尿色发红。8天前尿色变浅，但尿量进行性减少，每日130～150 ml。化验血肌酐498.6 μmol/L，拟诊为"肾实质性肾功能不全"，曾予扩容、补液、利尿、降压等处理，病情仍重。3天前予甘露醇和中药交替灌肠，口服氧化淀粉及呋塞米治疗，尿量增至300～400 ml/d。患儿2个月前有咽部不适，无用药史，患病以来精神、食欲稍差，排便正常，睡眠可，既往曾患"气管炎、咽炎"，无肾病史。查体：T 36.9℃，P 90次/分，R 24次/分，BP 145/80 mmHg，发育正常，营养中等，重病容，精神差，眼睑水肿，结膜稍苍白，巩膜无黄染。咽稍充血，扁桃体Ⅰ～Ⅱ度肿大，未见脓性分泌物，黏膜无出血点。心肺无异常。腹稍膨隆，肝肋下2 cm，无压痛，脾未及，移动性浊音（−），肠鸣音存在。双下肢凹陷性水肿。辅助检查：Hb 83 g/L，RBC 2.8×10^{12}/L，网织红细胞0.014，WBC 11.3×10^9/L，中性粒细胞0.82，淋巴细胞0.16，单核细胞0.02，PLT 207×10^9/L，红细胞沉降率110 mm/h，尿蛋白（++），RBC 10～12/HP，WBC 1～4/HP，比重1.010，24 h尿蛋白定量2.2 g。血生化：BUN 36.7 mmol/L，肌酐546.60 μmol/L，总蛋白60.9 g/L，白蛋白35.4 g/L，胆固醇4.5 mmol/L，补体C3 0.48 g/L，ASO 800 IU/L。

2. 临床诊断

（1）急性肾小球肾炎。

（2）急性肾功能不全。

3. 诊断要点

（1）急性肾小球肾炎：先有咽部感染，临床表现为少尿、血尿。查体：血压高，眼睑水肿，双下肢凹陷性水肿，尿蛋白（++），尿红细胞增多，血补体（C3）减低，ASO升高。

（2）急性肾功能不全：尿少，血BUN和肌酐明显升高。

正常成人在正常饮食情况下24 h尿量为1000～2000 ml，如24 h尿量少于400 ml或每小时尿量少于17 ml，称为少尿；如24 h尿量少于100 ml，12 h完全无尿，称为无尿；如24 h尿量超过2500 ml，称为多尿。

（一）病因与分类

1. 少尿、无尿

（1）肾前性因素：临床常见的病因有休克、心功能不全、低血压、脱水、电解质紊乱、进行性水肿、重症肝病、重症低蛋白血症等。

（2）肾性因素：主要是肾实质损害所致，包括肾小球病变、肾小管病变。①肾小球病变：重症急性肾炎、急进性肾炎和慢性肾炎因严重感染、血压持续增高或肾毒性药物作用引起肾功能急剧恶化；②肾小管病变：急性间质性肾炎包括药物性和感染性间质性肾炎；生物或化学毒物及重金属所致的急性肾小管坏死；严重的肾盂肾炎并发肾乳头坏死。

（3）肾后性因素：①各种原因引起的机械性尿路梗阻：如结石、血凝块、坏死组织阻塞输尿管、膀胱颈出口或后尿道；②尿路之外的压迫因素：如肿瘤、腹膜后淋巴瘤、特发性腹膜后纤维化、前列腺增生；③其他原因：输尿管手术后、结核或溃疡愈合后瘢痕挛缩、肾严重下垂或游走肾所致的肾扭转及神经源性膀胱等。

2. 多尿

（1）暂时性多尿：短时间内摄入过量水、饮料或含水分较大的食物或水果；使用利尿剂后，可出现短时间多尿。

（2）持续性多尿：①内分泌代谢障碍，如垂体性尿崩症、糖尿病、原发性甲状旁腺功能亢进、原发性醛固酮增多症等；②肾脏疾病：肾性尿崩症、肾小管浓缩功能不全等；③肾性尿崩症，肾远曲小管和集合管存在先天或获得性缺陷，对抗利尿激素反应性降低，水分重吸收减少而出现多尿；④肾小管浓缩功能不全，见于慢性肾炎、慢性肾盂肾炎、肾小球硬化、肾小管酸中毒、药物和化学物品或重金属对肾小管的损害，也可见于急性肾衰竭多尿期等。

（3）精神因素：精神性多饮患者常自觉烦渴而大量饮水引起多尿。

（二）发生机制

1. 少尿、无尿的发病机制

（1）肾前性：可引起全身有效血容量减少及（或）肾血液灌流量不足，肾小动脉收缩，肾小球滤过压及滤过率降低，导致尿量减少，甚至无尿。在其发展过程中，可伴有继发性醛固酮增多、抗利尿激素分泌增加及交感神经兴奋等因素参与，使肾小管重吸收水分增加，而致尿量更加减少。若这些因素能及时得以纠正，血容量或肾血液灌流量恢复正常后，尿量可迅速复原，否则可进一步发展为肾性少尿。另外，有些生理因素亦可导致暂时性的肾前性少尿，这是机体缺水的一种代偿反应，应予鉴别。

（2）肾性：由于肾实质损害所致。常见的有：①严重创伤、肾中毒及急性肾炎等引起的急性肾衰竭；②慢性肾炎、慢性肾盂肾炎、肾结核、多囊肾等引起的慢性肾衰竭；③双侧肾皮质坏死，由于双侧肾皮质缺血坏死，滤过率极度下降，尿量持续减少，常发生无尿；④肾移植后急性排异反应，主要由于免疫反应致滤过率下降而产生少尿。

（3）肾后性：多见于泌尿系统本身病变，如结石、肿瘤、前列腺增生等引起的尿路梗阻；亦可见于肾外压迫、粘连（如肿瘤）造成的尿路梗阻。由于尿路梗阻引起的肾盂及肾小管内压升高，致使肾小球有效滤过压降低，终因滤过率下降而发生少尿。

2. 多尿的发病机制

（1）暂时性多尿：短时间内摄入过多水、饮料和含水分过多的食物，大量饮水后血液被稀释，血浆晶体渗透压降低，血容量增加，引起抗利尿激素分泌减少，肾远曲小管和集合管对水的重吸收减少，尿量增加；使用利尿剂后，可出现短时间多尿。

（2）持续性多尿：内分泌代谢障碍：①垂体性尿崩症，因下丘脑-垂体病变使抗利尿激素分泌减少或缺乏，肾远曲小管重吸收的水分减少，排出低比重尿，尿量甚至可达到5000 ml/d以上；②糖尿病患者因尿内含糖多可引起溶质性利尿，尿量增多；③原发性甲状旁腺功能亢进，血液中过多的钙和尿中高浓度磷需要大量水分将其排出而形成多尿；④原发性醛固酮增多症，引起血中高浓度钠，刺激渗透压感受器，摄入水分增多，排尿增多。

（3）肾脏疾病：①肾性尿崩症，肾远曲小管和集合管存在先天或获得性缺陷，对抗利尿激素反应性降低，水分重吸收减少而出现多尿；②肾小管浓缩功能不全，见于慢性肾炎、慢性肾盂肾炎、肾小球硬化、肾小管酸中毒、药物和化学物品或重金属对肾小管的损害。也可见于急性肾衰竭多尿期等。

（4）精神因素：精神性多饮患者常自觉烦渴而大量饮水引起多尿。

（三）临床表现及鉴别要点

1. 少尿、无尿 24 h尿量少于400 ml，或每小时尿量少于17 ml称为少尿；如24 h尿量少于100 ml，12 h完全无尿称为无尿。鉴别要点：①少尿伴肾绞痛，见于肾动脉血栓形成或栓塞、肾结石；②少尿伴心悸、气促、胸闷、不能平卧，见于心功能不全；③少尿伴大量蛋白尿、水肿、高脂血症和低蛋白血症，见于肾病综合征；④少尿伴乏力、纳差、腹水和皮肤黄染，见于肝肾综合征；⑤少尿伴血尿、蛋白尿、高血压和水肿，见于急性肾炎、急进性肾炎；⑥少尿伴发热、腰痛、尿频、尿急、尿痛，见于急性肾盂肾炎；⑦少尿伴排尿困难，见于前列腺增生。

2. 多尿 正常成人如24 h尿量超过2500 ml则为多尿。鉴别要点：①多尿伴烦渴多饮、排低比重尿，见于尿崩症；②多尿伴多饮、多食和消瘦，见于糖尿病；③多尿伴高血压、低血钾和周期性麻痹，见于原发性醛固酮增多症；④多尿伴酸中毒、骨痛和肌麻痹，见于肾小管性酸中毒；⑤少尿数天后出现多尿，可见于急性肾小管坏死恢复期；⑥多尿伴神经症状，可能为精神性多饮。

十五、尿频、尿急与尿痛

【病例分析】

1. 病历摘要 患者，男性，65岁，间断尿频、尿急、尿痛、腰痛和发热32年，再发加重2天。32年前因骑跨伤后"下尿路狭窄"，间断发作尿频、尿急、尿痛，有时伴腰痛、发热，经抗感染和对症治疗后好转，平均每年发作1~2次。入院前2天，无明显诱因发热，体温达38~39℃，无寒战，伴腰痛、尿频、尿急、尿痛，无肉眼血尿，无水肿，自服氟哌酸治疗无效，为进一步诊治入院。发病以来饮食可，排便正常，睡眠好，体重无明显变化。既往47年前患"十二指肠溃疡"，经治疗已愈，无结核病密切接触史，无药物过敏史。查体：T 38.9℃，P 120次/分，R 20次/分，BP 120/80 mmHg，急性热病容，无皮疹，浅表淋巴结未触及，巩膜无黄，眼睑不肿，心肺无异常，腹平软，下腹部轻压痛，无肌紧张和反跳痛，肝、脾未触及，双肾区叩痛（+），双下肢不肿。辅助检查：血常规 Hb 132 g/L，WBC 28.9×10^9/L，中性粒细胞0.86，杆状核粒细胞0.05，淋巴细胞0.09；尿常规：尿蛋白（+），WBC（+++）/HP，可见脓球和WBC管型，RBC 5~10/HP。

2. 临床诊断 慢性肾盂肾炎急性发作。

3. 诊断要点

（1）反复发作的尿路刺激症状，伴腰痛、发热，病程迁延。本次发病急剧，有下尿路引流不畅因素。

（2）下腹部轻压痛，双肾区叩痛（+）。

(3) 血 WBC 数和中性粒细胞比例均增高，尿蛋白（+），尿 WBC（+++），可见脓球和 WBC 管型。

尿频是指单位时间内排尿次数增多，正常成人白天排尿 4～6 次，夜间 0～1 次。尿急是指患者一有尿意即迫不及待需要排尿，难以控制。尿痛是指患者排尿时感觉耻骨上区、会阴部和尿道内疼痛或有烧灼感。尿频、尿急和尿痛合称为膀胱刺激征。

(一) 病因与分类

1. 尿频

(1) 生理性尿频：饮水过多、精神紧张或气候寒冷时排尿次数增多，属正常现象。特点是每次尿量不少，也不伴随尿痛、尿急等其他症状。

(2) 病理性尿频：常见有以下几种情况：①多尿性尿频：排尿次数增多而每次尿量不少，全日总尿量增多，见于糖尿病、尿崩症、精神性多饮和急性肾衰竭的多尿期。②炎症性尿频：尿频而每次尿量少，多伴有尿急和尿痛，尿液镜检可见炎性细胞，见于膀胱炎、尿道炎、前列腺炎和尿道旁腺炎等。③神经性尿频：尿频而每次尿量少，不伴尿急、尿痛，尿液镜检无炎性细胞，见于中枢及周围神经病变如癔症、神经源性膀胱。

(3) 膀胱容量减少性尿频：表现为持续性尿频，药物治疗难以缓解，每次尿量少。见于膀胱占位性病变、妊娠子宫增大或卵巢囊肿等压迫膀胱及膀胱结核引起膀胱纤维性缩窄。

(4) 尿道口周围病变：尿道口息肉、处女膜伞和尿道旁腺囊肿等刺激尿道口引起尿频。

2. 尿急

(1) 炎症：急性膀胱炎、尿道炎，特别是膀胱三角区和后尿道炎症，尿急症状特别明显；急性前列腺炎常有尿急，慢性前列腺炎因伴有腺体增生肥大，有排尿困难、尿线细和尿流中断。

(2) 膀胱容量缩小：如前列腺增生症、前列腺癌、前列腺纤维病变、膀胱挛缩、先天性病变、部分膀胱切除后、长期耻骨上膀胱造瘘术后及妊娠、盆腔肿瘤等外在压迫。

(3) 结石和异物：膀胱和尿道结石或异物刺激黏膜产生刺激。

(4) 肿瘤：膀胱癌和前列腺癌。

(5) 精神神经因素：如精神紧张、神经源性膀胱炎或脊髓损伤等，此类疾病引起的尿急不合并尿痛。

(6) 高温环境下尿液高度浓缩，酸性高的尿液可刺激膀胱或尿道黏膜产生尿急。

3. 尿痛　引起尿急的病因几乎都可以引起尿痛，疼痛部位多在耻骨上区、会阴部和尿道内，尿痛性质可为灼痛或刺痛。尿道炎多在排尿开始时出现疼痛；后尿道炎、膀胱炎和前列腺炎常出现终末性尿痛。尿痛多见于下列疾病。

(1) 泌尿系炎症：如膀胱炎、前列腺炎、尿道炎或结核等。

(2) 泌尿系结石与异物：如膀胱结石、输尿管下段结石、尿道结石、前列腺结石、膀胱异物与尿道异物等。

(3) 尿路梗阻：如膀胱颈肥厚、肿瘤阻塞、前列腺增生、尿道狭窄、尿道肉阜、尿道黏膜脱垂、尿道外口先天性狭窄及包茎等。

(4) 肿瘤：如膀胱肿瘤、前列腺肿瘤及尿道肿瘤等。

(5) 憩室：如膀胱憩室及尿道憩室等。

(6) 尿路周围疾病：如盆腔或直肠疾病引起膀胱及尿道反射性痉挛，膀胱尿道内器械操作后亦可发生尿痛。

(二) 发生机制

1. 炎症性与机械性刺激　各种原因所致的泌尿系炎症，特别是膀胱炎时，由于膀胱黏膜充血、水肿、糜烂或溃疡的刺激，黏膜神经感受阈降低，尿意中枢一直处于兴奋状态；膀胱内结石、异物、肿瘤、留置导尿管等机械性刺激，通过神经反射而引起尿频。这种刺激性尿频常伴有尿急、尿痛症状。

2. 膀胱容量减小 膀胱内占位性病变或膀胱外肿块压迫及膀胱挛缩、膀胱部分切除术后使膀胱容量缩小或膀胱有效容积减小而出现尿频。

3. 排尿障碍 如尿道狭窄、结石、异物、肿瘤、憩室、前列腺增生及膀胱颈挛缩等致使膀胱颈部以下发生梗阻，继发膀胱肌肉肥厚，从而增强了膀胱内的静止张力，因膀胱在尚未扩展到正常容积之前，即产生尿意而排尿，形成尿频或膀胱不能完全排空，有较多的残余尿，使膀胱的功能性容积减小而致尿频。

4. 精神神经因素 精神紧张，与排尿有关的神经病变均可引起排尿反射紊乱，影响膀胱而出现尿频。如精神性烦渴症、神经源性膀胱等。

5. 其他 尿痛多由于下尿路炎症所致，由于炎症对膀胱或尿道黏膜或深层组织的刺激，引起膀胱或尿道的痉挛性收缩和神经反射，表现为会阴部、耻骨上区牵缩样疼痛或在排尿时尿道烧灼痛。非炎症性尿痛往往由尿路阻塞或尿道结石、异物所引起，从膀胱颈至外尿道口任何部位的阻塞均可产生尿痛。此外，重度血尿或尿液过酸亦可引起尿痛。

（三）临床表现与鉴别诊断要点

1. 临床表现

（1）尿频：主要表现为排尿次数增多，每次尿量减少，而24 h尿量正常，称为尿频。正常排尿次数因人、气候、饮水量及习惯等因素而异。一般日间4~6次，夜间0~1次，每次尿量300~500 ml。排尿次数增多，每次尿量正常，24 h尿量增多，称为多尿，而非尿频；大量饮水、精神紧张时，可出现生理性尿频。

（2）尿急：主要表现为有尿意即迫不及待要排尿，往往尿液自行溢出，易尿湿衣裤，多合并尿频或伴尿痛。多由下尿路炎症、膀胱容量减小所致。此外，精神因素或神经病变亦可引起尿急。

（3）尿痛：主要表现为排尿时或排尿后尿道内疼痛，常在排尿起始、结束时加剧，并常与尿频、尿急合并存在，合称为尿路刺激症状。尿痛多由于下尿路炎症所致，由于炎症对膀胱或尿道黏膜或深层组织的刺激，引起膀胱或尿道的痉挛性收缩和神经反射，表现为会阴部、耻骨上区牵缩样疼痛，或在排尿时有尿道烧灼痛。非炎症性尿痛往往由尿路阻塞或尿道结石、异物所引起，从膀胱颈至外尿道口任何部位的阻塞均可产生尿痛。重度血尿或尿液过酸亦可引起尿痛。

2. 鉴别诊断要点

（1）尿频伴有尿急和尿痛：见于膀胱炎和尿道炎；膀胱刺激征存在但不剧烈，而伴有双侧腰痛，见于肾盂肾炎；伴有会阴部、腹股沟和睾丸胀痛，见于急性前列腺炎。

（2）尿频、尿急伴有血尿、午后低热、乏力盗汗：见于膀胱结核。

（3）尿频不伴尿急和尿痛，但伴有多饮、多尿和口渴：见于精神性多饮、糖尿病和尿崩症。

（4）尿频、尿急伴无痛性血尿：见于膀胱癌。

（5）老年男性尿频伴有尿线细、进行性排尿困难：见于前列腺增生。

（6）尿频、尿急、尿痛伴有尿流突然中断，见于膀胱结石堵住出口或后尿道结石嵌顿。

十六、血尿

【病例分析】

1. 病历摘要 患者，男性，55岁，右侧腰痛伴血尿3个月。3个月前右侧腰部胀痛，呈持续性，活动后出现血尿并伴轻度尿急、尿频、尿痛。到医院就诊后反复化验尿中有较多红细胞、白细胞，给予抗感染治疗。1个月前B超发现右肾积水，来我院就诊。发病以来，食欲及排便正常，近2年来有时双足趾出现红肿痛，疑有"痛风"，未做进一步检查。否认肝炎、结核等病史，吸烟30余年，1包/日。查体：发育正常，营养良好，皮肤、巩膜无黄染，浅表淋巴结不大，心肺无异常。腹平软，肝、脾、双肾未及，右肾区压痛（+），叩痛（+）。右输尿管走行区平脐水平有深压痛。辅助检查：血常规正常；尿常规：尿pH 5.0，尿蛋白（+），RBC 30~50/HP，WBC 2~4/HP；血生化：血肌酐141 μmol/L，尿素8.76 mmol/L，尿酸596 mmol/L（正常90~360 mmol/L）；肝功能正常，电解质无异常。24 h尿酸定量1260 mg（正常<750 mg）。B超：右肾盂扩张，皮质厚度变薄，未见结石影，右输尿管上段扩张，内径1.2~1.5 cm；左肾未见明显异常。膀胱镜检查正常。腹平片未见异常。静脉尿路造影（IVP）示右肾中度积水，各肾盏呈囊状扩张，输尿管显影，左肾正常。右逆行造影，插管至第5腰椎水平受阻，注入造影剂在受阻水平有2.6 cm×1.5 cm大小充盈缺损，上段输尿管显著扩张。

2. 临床诊断

（1）右输尿管上段结石（尿酸结石）。

（2）右肾积水，肾功能轻度受损。

3. 诊断要点

（1）右侧腰痛，活动后血尿，既往疑有"痛风"病史。

（2）右肾区压痛、叩痛，右输尿管走行区有深压痛。

（3）B超及IVP所见：右肾积水，右输尿管充盈缺损，上段输尿管扩张。

（4）血尿酸及尿尿酸均增高，尿pH 5.0。

血尿包括肉眼血尿和镜下血尿，前者是指尿呈洗肉水色或血色，肉眼即可见的血尿；后者是指尿色正常，需经显微镜检查方能确定，通常镜下血尿定义为离心沉淀后的尿液镜检每高倍视野有红细胞3个以上。正常人每日自尿液排出的红细胞数目在150万个以下。直接涂片法检查，如果10 ml新鲜尿离心沉渣每高倍镜视野红细胞超过3个，每毫升尿中红细胞数超过8000，或1 h尿红细胞计数超过10万，或12 h尿沉渣红细胞计数（Addis计数）超过50万，即可诊断为镜下血尿。不论镜下血尿或肉眼血尿，均需查明原因和出血部位。

（一）病因与分类

血尿是泌尿系统疾病最常见的症状之一。98%的血尿是由泌尿系统疾病引起的，2%的血尿由全身性疾病或泌尿系统邻近器官病变所致。

1. 泌尿系统疾病 肾小球疾病如急、慢性肾小球肾炎、IgA肾病、遗传性肾炎等；各种间质性肾炎、尿路感染；泌尿系统结石、结核、肿瘤、多囊肾、血管异常、尿路憩室、息肉和先天性畸形等。

2. 全身性疾病 ①感染性疾病：败血症、流行性出血热、猩红热、钩端螺旋体病和丝虫病等；②血液病：白血病、再生障碍性贫血、血小板减少性紫癜、过敏性紫癜和血友病；③免疫和自身免疫性疾病：系统性红斑狼疮、结节性多动脉炎、皮肌炎、类风湿关节炎、系统性硬化症等引起肾损害时；④心血管疾病：亚急性感染性心内膜炎、急进性高血压、慢性心力衰竭、肾动脉栓塞和肾静脉血栓形成等。

3. 尿路邻近器官疾病 急慢性前列腺炎、精囊炎、急性盆腔炎或脓肿、宫颈癌、输卵管炎、阴道炎、急性阑尾炎、直肠和结肠癌等。

4. 化学物品或药品对尿路的损害 如磺胺药、吲哚美辛、甘露醇以及汞、铅、镉等重金属对肾小管的损害；环磷酰胺引起的出血性膀胱炎；抗凝剂如肝素过量引起的血尿。

5. 功能性血尿　平时运动量小的健康人，突然加大运动量可出现运动性血尿。

（二）发生机制

血尿大多数系泌尿生殖系统本身疾病所致。尿路的非特异性感染、结石、机械性损伤、结核、前列腺增生、药物结晶或肿瘤的侵蚀，可直接造成尿路的血管壁破裂出血；少数血尿与全身及其他系统疾病有关，机体代谢障碍、免疫损伤、凝血机制障碍、心血管病变或毒素作用，可损害肾小球基底膜，使滤过膜与毛细血管壁的通透性增加而出现血尿；泌尿系统邻近器官病变累及尿路时，亦可导致血尿。

血红蛋白尿呈暗红色，尿中含血红蛋白量大时呈酱油色。因血管内大量红细胞破坏（溶血），使血浆中游离的血红蛋白增多。当超过 150～250 mg/L 时，游离的血红蛋白自肾排出，形成血红蛋白尿，见于严重烧伤、恶性疟疾、伤寒及各种溶血性疾病、错型输血、一氧化碳中毒、体外循环手术后、器官移植后排异反应、经尿道电切前列腺时低渗冲洗液吸收入血、应用奎宁等药物及蛇毒、毒蕈或磷、砷、苯胺等中毒。血红蛋白尿均匀透明，静置后无沉淀，振荡时不呈云雾状，显微镜检查时，无或很少红细胞，潜血试验阳性，血红蛋白试验阳性。

在挤压综合征、严重烧伤、电击伤、大动脉栓塞致 200 g 以上肌肉严重受损、断肢再植及阵发性肌红蛋白尿时，因大量肌红蛋白自损伤的肌细胞中释放，经肾排出而发生肌红蛋白尿。肌红蛋白尿呈红色，但均匀透明，静置后无沉淀，显微镜检查无红细胞可见，潜血试验阳性。

血卟啉病或铅中毒时，由于吡咯代谢障碍所致的卟啉尿（紫质尿，porphyrinuria），尿液经放置或日晒后，可呈红色、棕红色或葡萄酒色。其尿液均匀透明，静置后无沉淀，显微镜检查无红细胞，潜血试验阴性，而尿紫胆原试验阳性。

（三）临床表现与鉴别要点

1. 临床表现

（1）尿液颜色的改变：血尿的主要表现是尿液颜色的改变，除镜下血尿其颜色正常外，肉眼血尿根据出血量多少而呈不同颜色。尿呈淡红色像洗肉水样，提示每升尿含血量超过 1 ml。出血严重时尿可呈血液状。肾出血时，尿与血液混合均匀，尿呈暗红色；膀胱或前列腺出血时尿色鲜红，有时有血凝块。但红色尿不一定是血尿，需仔细辨别。如尿呈暗红色或酱油色，不混浊，无沉淀，镜检无或仅有少量红细胞，见于血红蛋白尿；尿呈棕红色或葡萄酒色，不混浊，镜检无红细胞，见于卟啉尿；服用某些药物如大黄、利福平，或进食某些红色蔬菜也可排红色尿，但镜检无红细胞。

（2）分段尿异常：将全程尿分段观察颜色，如尿三杯试验，用三只清洁玻璃杯分别留起始段、中段和终末段尿观察，起始段血尿提示病变在尿道；终末段血尿提示出血部位在膀胱颈部、三角区或后尿道的前列腺和精囊腺；三段尿均呈红色即全程血尿，提示血尿来自肾或输尿管。

（3）血尿与部位：①肾、输尿管来源的血尿常伴有肾绞痛，一般无排尿症状，呈全程血尿，暗红色，可有细条状血块，可伴有蛋白尿，尿镜检常有管型；②膀胱来源的血尿常伴排尿症状，鲜红色，全程或终末血尿，常伴大血块，镜检无管型；③前列腺、尿道来源的血尿终末或初始呈鲜红色，多有排尿症状。

（4）镜下血尿：尿颜色正常，但显微镜检查可确定血尿，并可判断肾性或肾后性血尿。镜下红细胞大小不一、形态多样为肾小球性血尿，见于肾小球肾炎。因红细胞从肾小球基底膜漏出，通过其有不同渗透梯度的肾小管时，化学和物理作用使红细胞膜受损，血红蛋白溢出而变形。如镜下红细胞形态单一，与外周血近似，为均一型血尿。提示血尿来源于肾后，见于肾盂肾盏、输尿管、膀胱和前列腺病变。

（5）症状性血尿：患者出现血尿的同时伴有全身或局部症状，而以泌尿系统症状为主，如伴有肾区钝痛或绞痛，提示病变在肾；膀胱和尿道病变则常有尿频、尿急和排尿困难。

（6）无症状性血尿：部分患者的血尿既无泌尿道症状也无全身症状，见于某些疾病的早期，如肾结核、肾癌或膀胱癌早期。

2. 鉴别要点

（1）发病年龄：血尿因发病年龄不同而病因不同。新生儿血尿少见，主要见于肾静脉栓塞。小儿血尿常见于肾小球肾炎、尿路先天性异常、非特异性感染、结核、膀胱结石、肾胚胎瘤等。青少年、中年血尿常见于肾结核、泌尿系结石、非特异性感染、肾下垂、泌尿系损伤、乳糜尿、肾炎、前列腺炎、运动性血尿等；女性常见于尿路感染、肾下垂、肾结核、乳糜尿等。中年以上的血尿常见于肾和膀胱肿瘤、前列腺增生或肿瘤、尿路感染；女性常见于尿路感染、结石、肿瘤等。

（2）性别：性别不同，其血尿原因亦不同。女性患者的血尿，常见于尿路感染、肾结核。男性患者的血尿，常见于尿路结石、肾结核、前列腺炎、前列腺增生、肾和尿道损伤、肾和膀胱肿瘤等。

（3）病史：根据患者所述有关病史，可判断引发血尿的疾病。小儿有尿路感染史的血尿，应想到先天性异常。男性患者血尿，有尿路感染史者，应检查是否有尿路梗阻。有尿结石史者，考虑尿路结石。有损伤史者，为肾、尿道损伤。有活动性肺结核史者，其血尿应考虑肾结核。有丝虫流行区居住史者，其血尿常为乳糜血尿。有无痛性全身血尿史，反复间歇发作，是泌尿系统肿瘤的特点，不伴有肾绞痛和尿路刺激症状；少数无痛性血尿系肾结核、肾结石、前列腺增生、多囊肾等疾病。近期内有用药过敏史以及患高血压、糖尿病、肝硬化者，均应考虑可能为血尿的原因。

（4）家族史：多囊肾、遗传性肾炎、遗传性出血性毛细血管扩张，多有家族史。

（5）血尿诱因：于剧烈运动、体力劳动后发生血尿者见于肾结石、肿瘤、肾下垂、运动性血尿。劳累、高脂餐后血尿明显、伴乳糜块者是乳糜尿。

（6）血尿颜色：血尿呈鲜红色，为新鲜血尿者，多来自下尿路，见于膀胱、尿道病变；呈暗红色陈旧性血尿者，表明来自上尿路，多见于肾脏疾病。

（7）尿中含血量：尿液中含血量少时，呈显微镜下血尿，见于尿路结石、尿路感染及内科疾病所致的血尿，如肾炎、肾动脉硬化、肾动脉栓塞、肾静脉栓塞、充血性心力衰竭、中毒性肾病等。大量血尿呈肉眼血尿，见于肾肿瘤、膀胱肿瘤、前列腺增生、泌尿系损伤、肾结核、肾血管病变等。但尿中含血量多少，即血尿程度与其病变程度并不完全一致。

（8）血尿中含血凝块：血尿严重时，尿中可出现血凝块。肾脏病变的血尿中，可见三角形、锥状的血块。来自肾的血尿经输尿管铸型，或输尿管病变所造成的血尿，含长条状血块。膀胱病变的血尿中所含血块呈盘状，排出后易碎。尿道病变的血尿无血块。

（9）血尿与排尿的关系：在连续排尿过程中，分别取初始、中间、终末三部分尿液，肉眼比较其血尿颜色；或显微镜下比较其红细胞出现或增多的情况，根据血尿出现的阶段，将血尿分为初始血尿、终末血尿和全程血尿。据此，可初步判断血尿来源的部位。

血尿发生于排尿起始段，后即渐转清，称为初始血尿。见于：①前尿道疾病：炎症、结石、狭窄、损伤、肿瘤、息肉、肉阜、异物；②前列腺病变：炎症、肿瘤、结石；③膀胱颈部病变：炎症、结石、肿瘤。

血尿发生于排尿的终末段，即在排尿的近终末时出现血尿，称为终末血尿。见于：①后尿道病变：炎症、结石；②前列腺、精囊腺病变：炎症、肿瘤、前列腺增生或其术后肉芽所致；③膀胱颈部、三角区的病变：如炎症、结石、肿瘤、息肉、静脉破裂出血。

全程血尿指连续排尿全过程均显示血尿，见于膀胱颈部以上的尿路病变，包括肾、输尿管、膀胱病变，如非特异性感染、结核、结石、肿瘤，以及泌尿系统邻近器官的疾病。另外，与排尿无关的自尿道口不自主地溢血，称为尿道溢血，其病变常在尿道括约肌远端的尿道部分。

（10）间歇性血尿或持续性血尿：间歇性血尿往往是出现一次血尿后不经治疗即自行消失，间隔一段时间后再次出现血尿，其血尿呈间断发生。见于膀胱、前列腺非特异性炎症、肾肿瘤、肾结石。持续性血尿见于肾炎、肾结核、膀胱肿瘤、肾下垂、输尿管结石、输尿管肿瘤、前列腺增生、前列腺结石、尿道肿瘤息肉、狭窄、尿道损伤。

（11）某些情况下，亦可出现假性血尿。女性患者的月经或子宫、阴道出血，肛门、直肠疾病，如肛裂、痔、直肠息肉等出血，可能污染尿液而呈假性血尿，因此应于检查前清洗会阴部。应注意排除尿道插管、会阴部轻度损伤、剧烈运动、病毒感染、食物、花粉过敏等情况下出现的血尿。另外，有时可有人为的伪血尿，亦需留心：①摄入某些食物，如甜菜根、黑酱果、紫萝卜、辣椒、含人造色素的食品等，尿可呈红色；②服用某些药物，如氨基比林、利福平、苯妥英钠、刚果红等，可使尿液变红，但尿液透明、不浑浊，静置后无红色沉淀，振动时不呈云雾状；显微镜检查时，无红细胞可见，潜血试验阴性。

十七、腰背痛

【病例分析】

1. 病历摘要 患者，男性，25岁，腰痛3h入院。无明显诱因持续性左侧腰痛，阵发性加重，呈绞痛，伴有血尿、恶心，无呕吐，无发热。既往体健。查体：急性病容，心、肺查体无异常，腹平软，无压痛及反跳痛，肝、脾未触及，肝区无叩击痛，肋脊角叩击痛。辅助检查：泌尿系彩超示左肾轻度积水，左侧输尿管上段扩张，未见明确结石。尿常规可见红细胞。

2. 临床诊断 泌尿系结石。

3. 诊断要点 患者急性起病，主要表现为持续性左侧腰痛，阵发性加重，呈绞痛，伴有血尿、恶心，查体肋脊角叩击痛，尿常规可见红细胞，泌尿系彩超提示左肾轻度积水，左侧输尿管上段扩张，支持诊断，因彩超未见明确结石影，需行泌尿系CT或造影检查，以证实诊断。

腰背痛（lumbodorsalgia）是常见临床症状之一，可能与腰背部长期负重及其组织结构易于受损有关，多由局部病变引起，邻近组织器官病变累及或放射性腰背痛也较为常见。

（一）病因及分类

腰背痛病因复杂多样，根据其病变性质不同，病因可分为损伤性、炎症性、退行性、先天性、肿瘤性病变5大类。

1. 损伤性病变 分为急性损伤和慢性损伤。

（1）急性损伤：因各种直接或间接暴力撞击、肌肉牵拉所致的腰椎骨折、关节脱位或软组织损伤，如车祸、外伤等所致腰背痛。

（2）慢性损伤：不良体位、劳作姿势、负重等引起韧带肌肉、骨关节的慢性累积性损伤，在遇到潮湿、寒凉等物理刺激后易诱发腰背痛。

2. 炎症性病变 分为细菌性炎症和非细菌性炎症。

（1）细菌性炎症：可分为化脓性和特异性感染，如结核分枝杆菌、化脓菌或伤寒杆菌对腰背部的侵犯引起感染性炎症。

（2）非细菌性炎症：寒凉、潮湿、变态反应或重手法推拿引起的骨及软组织炎症，导致骨膜韧带、筋膜和肌纤维的渗出、肿胀变性等病变。

3. 退行性病变 年老体弱、过度活动、长期负重导致胸、腰椎退行性病变引起的腰背痛。

4. 先天性病变 最常见于腰骶部，是引起腰痛的常见原因，如隐性脊柱裂、腰椎骶化、发育性椎管狭窄和脊柱侧凸畸形等。

5. 肿瘤性病变 原发性或转移性肿瘤对胸、腰椎及周围软组织的侵犯，常见于骨与软组织肿瘤、骨髓或神经肿瘤等病变。

此外，根据原发病变解剖部位不同，可将腰背痛的病因分为脊柱、脊柱旁、脊神经根、内脏疾病四大类。精神因素也可引起腰背痛。

（二）发病机制

腰背痛的发病机制因病因而异，各有不同。

1. 急性损伤 局部骨折、血肿 pH 值下降，H^+ 浓度升高引起疼痛；局部组织水肿、渗出，使组织渗透压升高，组织细胞的破裂致酸性溶菌酶大量释放，引起疼痛；韧带及肌肉撕裂，关节囊损伤，导致疼痛。骨折脱位，血肿可压迫脊髓或神经产生压迫症状，引起远端疼痛或麻木，严重者可引起瘫痪。

2. 慢性劳损及退行性变 慢性劳损及退行性变可使椎间盘、小关节突关节、韧带及肌肉发生一系列的改变而引起疼痛。①长期坐位或站立，椎间盘易发生退变，甚至出现椎间盘突出，刺激局部神经根引起腰痛及放射性坐骨神经痛；②小关节突关节退变，粗糙不平，磨损脱落，压迫局部神经根引起腰痛，而小关节突关节滑膜炎症也可引起腰部疼痛。

3. 炎症性病变 炎症性病变时，H^+、前列腺素、组胺、缓激肽等分泌增加，作用于神经的痛觉感受器引起疼痛，组织渗透压的增高也可引起疼痛。

4. 肿瘤性病变 肿瘤膨胀性生长，压迫或刺激局部神经引起沿神经走向的放射痛，压迫脊髓可引起脊髓受压平面以下肢体感觉运动障碍。

5. 骨质疏松 骨质疏松与疼痛的关系尚不十分清楚，可能引起椎体压缩性骨折而出现腰背痛，尚有待于研究探讨。

（三）临床表现

不同疾病引起的腰背痛具有不同特点，应根据疼痛的性质、缓解因素、伴随症状等加以鉴别。

1. 主要表现

（1）脊椎病变：①脊椎骨折：有明显外伤史，局部有压痛和叩击痛，关节活动障碍，脊椎可能有后突或侧突畸形；②椎间盘突出：主要表现为腰痛和（或）坐骨神经痛，可急性起病或慢性反复发作，咳嗽、打喷嚏时诱发或疼痛加重，卧床休息时缓解；③增生性脊柱炎：晨起时感腰痛、有酸胀感、僵直、活动不便，适当活动腰部后疼痛可好转，但过多活动后腰痛加重，多以傍晚时疼痛明显，平卧可缓解；④结核性脊椎炎：为结核分枝杆菌感染累及脊椎所致，呈隐痛、钝痛或酸痛，局限于病变部位，夜间明显，活动后加重，常伴有低热、盗汗、乏力等结核分枝杆菌中毒症状；⑤脊椎肿瘤：以转移性恶性肿瘤多见，表现为顽固性腰背痛，剧烈而持续，休息和用药均难缓解，并有放射性神经根痛。

（2）脊柱旁组织病变：①腰肌劳损：常因腰扭伤治疗不彻底或累积性损伤所致，表现为腰骶酸痛、钝痛，休息时缓解，劳累后加重；②腰肌纤维织炎：常因寒冷、潮湿、慢性劳损所致，表现为腰背部弥漫性疼痛，以腰椎两旁肌肉及髂嵴上方为主，晨起时加重，活动后症状可减轻，但活动过多疼痛又加重。

（3）脊神经根病变：①脊髓压迫症：见于椎管内原发性或转移性肿瘤、硬膜外脓肿或椎间盘突出等，表现为颈背痛或腰痛，并沿一根或多根脊神经后根分布区放射，疼痛剧烈，呈烧灼样或绞窄样痛，有一定定位性疼痛，并可有感觉障碍；②腰骶神经根炎：背部和腰骶部疼痛，并有僵直感，疼痛向臀部及下肢放射，腰骶部有明显压痛，严重时有节段性感觉障碍，下肢无力，肌萎缩，腱反射减退。

（4）内脏疾病：①泌尿系统疾病：肾盂肾炎，腰痛较剧烈；肾脓肿多为单侧腰痛；肾结石多为绞痛，局部叩击痛明显。②盆腔器官疾病：男性前列腺炎和前列腺癌常引起下腰骶部疼痛，伴有尿频、尿急、排尿困难；女性慢性附件炎、宫颈炎等可引起腰骶部疼痛，且伴有下腹坠胀感和下腹部压痛。③消化系统疾病：胃、十二指肠溃疡，后壁慢性穿孔时可直接累及脊柱周围组织，引起腰背部肌肉痉挛出现疼痛；急性胰腺炎，常有左侧腰背部放射痛；部分胰腺癌（特别是胰尾癌）可出现腰背痛，取前倾坐位时疼痛缓解，仰卧位时加重。④呼吸系统疾病：胸膜炎、肺结核和肺癌等可引起后胸部和侧胸肩胛部疼痛。

（四）鉴别要点

1. 问诊要点 ①起病时间：外伤或感染者可准确描述出疼痛时间，慢性累积性腰部损伤则起病时间模糊，患者仅能描述大概时间。②起病缓急：起病缓急因不同疾病而异，腰背部外伤、脏器急性病变，如肾结石、胆道胰腺疾病起病急骤；腰椎结核、腰肌劳损等起病缓慢。③疼痛部位：脊柱及其软组织病变引起的腰背痛多在病变部位；脏器放射所致腰背痛具有一定特点，如颈胸背部疼痛应考虑是否因胸膜肺部病变所致。④疼痛性质：腰椎骨折和腰肌急性扭伤多为锐痛；化脓性炎症呈跳痛；腰肌陈旧性损伤多为胀痛；泌尿系结石多为腰部绞痛。⑤疼痛程度：急性外伤、炎症、泌尿系统结石、脊椎肿瘤压迫神经根等引起的疼痛剧烈；腰肌慢性劳损、肌纤维织炎和盆腔脏器炎症引起的疼痛轻微。⑥诱发及缓解因素：腰肌劳损多因劳累和活动过多时诱发或加重，休息后可缓解；风湿性腰背痛常在天气变冷或潮湿、阴冷的环境工作时诱发；腰椎间盘突出多在咳嗽、打喷嚏或用力排便时诱发，疼痛加重。⑦演变过程：慢性腰肌劳损、腰肌纤维织炎，多为反复出现、反复缓解，且不留畸形的良性过程；椎间盘突出、脊椎结核和肿瘤引起的疼痛则进行性加重。⑧伴随症状：除腰背痛外，是否有相应脏器病变的症状。⑨职业特点：搬运负重，弯腰工作及在潮湿环境下工作，易产生腰背部疼痛；从事某些体育项目，如排球、体操、举重等易造成腰背损伤而引起腰背痛。

2. 伴随症状有助于病因鉴别 ①伴脊柱畸形，多见于脊柱外伤、先天性脊柱疾病、脊柱结核和强直性脊柱炎等；②伴脊柱活动受限，多见于脊柱外伤、强直性脊柱炎、腰背部软组织损伤等；③伴长期低热者，多见于脊柱结核、类风湿关节炎；伴高热者，多见于化脓性脊柱炎和椎旁脓肿；④伴尿频、尿急、排尿不尽感或排尿困难，多见于尿路感染、前列腺炎或前列腺肥大；腰背部剧痛伴血尿、尿痛，见于肾或输尿管结石；⑤伴反酸、嗳气、上腹胀痛，多见于胃、十二指肠溃疡或胰腺病变；腰痛伴腹泻或便秘，多见于溃疡性结肠炎或克罗恩病；⑥伴月经异常、痛经、白带过多，多见于宫颈炎、盆腔炎、卵巢及附件炎症或肿瘤。

十八、关节痛

【病例分析】

1. 病历摘要 患者，男性，55岁，突发关节疼痛1天入院。饮酒，进食海鲜后夜间出现第1跖趾关节疼痛，呈持续性痛，不能活动及行走，局部皮肤红肿、灼热，无潮热、盗汗，无皮肤红斑。无腹痛、腹泻。既往曾有类似发作史。查体：第1跖趾关节红肿、皮温升高、压痛（+）。辅助检查：UA 596 μmol/L。

2. 临床诊断 痛风。

3. 诊断要点 饮酒、进食海鲜后夜间出现第1跖趾关节疼痛，呈持续性痛，不能活动及行走，局部皮肤红肿、灼热，查体第1跖趾关节红肿、皮温升高，有压痛，既往曾有类似发作，血尿酸升高，支持诊断。

关节痛（arthralgia）是关节疾病最常见的临床症状，根据其病因及病程，可分为急性和慢性关节痛两大类。急性关节痛以关节及其周围组织急性炎症为主；慢性关节痛常有关节囊增生与肥厚、软骨破坏、关节腔变窄以及骨质增生,并可继发骨质疏松、肌肉萎缩,晚期可出现关节强直及功能丧失。

(一) 病因与分类

关节痛可以是单纯关节病变,也可能是全身性疾病的局部表现,其病因复杂,常见病因及发病机制如下。

1. 外伤 包括急性、慢性损伤。

(1) 急性外伤:如外力撞击使关节过度伸展或扭曲,关节骨质、肌肉,韧带等组织结构损伤,造成关节脱位或骨折,局部血管破裂出血,关节肿胀,引起急性关节疼痛。

(2) 慢性损伤:如关节长期负重,使软骨及关节面破坏;关节活动过度,造成关节软骨累积性损伤;骨折后骨折愈合不良或畸形愈合,负重不平衡,造成关节慢性损伤等引起慢性关节疼痛。

2. 病原体感染 因细菌或病毒等病原体感染所引起,如开放性外伤后细菌直接侵入关节内;关节邻近部位炎症、脓肿蔓延至关节;关节穿刺无菌操作不严格致关节感染等。

3. 变态反应 因外来抗原(如病原微生物、药物、异体血清等)与血液中抗体形成免疫复合物,在关节腔沉积引起组织损伤或关节病变,如风湿性关节炎、反应性关节炎等。

4. 自身免疫性疾病 因外来抗原或理化因素使宿主组织成分改变形成自身抗原,引起自身免疫性疾病所致,如系统性红斑狼疮、类风湿关节炎、强直性脊柱炎等,表现为关节滑膜充血水肿、软骨进行性破坏导致关节畸形。

5. 退行性关节病 分为原发性和继发性两种。原发性退行性关节病常为多关节受累,无明显局部病因,多发于肥胖老人,以女性多见,常有家族史;继发性退行性关节病多有创伤、感染或先天畸形等基础病,多与吸烟、肥胖及重体力劳动有关。

6. 代谢障碍性疾病 包括维生素D代谢障碍所致的骨质软化性骨关节病、老年性或失用性骨质疏松性关节病、脂代谢异常所致的高脂血症性关节病、嘌呤代谢异常的痛风等。

7. 骨关节肿瘤 分为良性和恶性两种,如骨样骨瘤、骨软骨瘤、骨巨细胞瘤等为良性肿瘤;骨肉瘤、软骨肉瘤、骨纤维肉瘤、滑膜肉瘤等为恶性肿瘤,转移性骨肿瘤也属于恶性骨关节肿瘤范畴。

8. 其他 如血友病、大骨节病等。

(二) 发生机制

正常关节由两个光滑的软骨面所构成。周围有结缔组织及滑膜组成的关节囊包绕,外层有韧带加固。当关节因病变或外伤损伤关节及周围的软组织时,可发生软骨面剥脱变性,血管翳形成,韧带撕裂,关节囊及滑膜充血水肿,关节内积液或积脓等,均能引起关节的受力点改变,失去平衡,导致关节的创伤和周围组织的劳损变性时,亦可引起疼痛。

(三) 临床表现

关节痛的临床表现复杂多样,常表现为以下几种。

1. 外伤性关节痛 急性外伤性关节痛常在外伤后立即出现,多伴有关节肿胀、畸形或功能障碍;慢性外伤性关节痛有明确的外伤史,疼痛反复发作,常因过劳、负重、气候变化而诱发或加重,经休息或药物、物理治疗症状可缓解。

2. 化脓性关节炎 起病急,伴有明显的全身中毒症状,病变关节持续性疼痛,局部红、肿、热、痛。如为位置较深的肩关节和髋关节则红肿不明显,关节功能严重障碍,各个方向的活动均可引起剧烈疼痛。

3. 结核性关节炎 儿童及青壮年多见,以脊柱、关节尤其是膝关节较为常见,主要表现为病变关节肿胀、疼痛,活动后疼痛加重,晚期可出现关节畸形及功能障碍。

4. 风湿性关节炎 链球菌感染后出现，起病急骤，病变关节红、肿、热、痛，呈游走性，以膝、踝、肩和肘关节多见，关节肿胀时间短、消失快，一般1～6周内可自然消退，不遗留关节僵直或畸形。

5. 类风湿关节炎 以小关节疼痛多见，常以中指指间关节首发疼痛，继而出现其他指间关节和腕关节疼痛，有时可累及踝、膝或关节，常为对称性。病变关节活动受限，有僵硬感（以晨起时明显者称为晨僵），可伴有全身发热，病变晚期可出现局部肌肉萎缩、关节软骨增生导致关节畸形。

6. 退行性关节炎 早期为步行、久站和天气变化时病变关节出现疼痛，休息后可缓解。如为掌指和指间关节病变，常同时伴有手指僵硬、肿胀、活动不便；如为膝关节病变，常伴有关节腔积液、皮温升高，局部有压痛。晚期病变关节疼痛加重、持续，并向他处放射，关节有摩擦感，活动时有响声，周围肌肉挛缩致关节屈曲畸形，常出现跛行。

7. 痛风 急性关节剧烈疼痛，以第1跖趾关节、趾关节多见，也可累及踝、手、膝、腕和肘关节，局部皮肤红肿、灼热。病变呈自限性，有时可在1～2周内自行缓解，但多反复发作。晚期可出现关节畸形，局部皮肤破溃，常有白色乳酪样分泌物流出，经久不愈。

（四）鉴别要点

1. 问诊要点

（1）起病时间：外伤性、化脓性关节炎常可问出具体起病时间；慢性关节疼痛，以其他脏器损伤症状为主要表现者，多难以描述出确切起病时间。

（2）疼痛诱因：因天气变化、潮湿诱发，多见于风湿性关节炎；饮酒或高嘌呤饮食后诱发，多见于痛风；由过度负重、活动过多诱发，多见于增生性关节炎。

（3）疼痛部位：结核性关节炎多见于脊柱和髋关节；化脓性关节炎多发于大关节或单一关节；增生性关节炎以膝关节多见；指（趾）关节痛（小关节）多见于类风湿关节炎。

（4）疼痛缓急、程度及性质：起病急骤，疼痛剧烈，呈烧灼样疼痛或跳痛，多见于急性外伤、化脓性关节炎、痛风等；起病缓慢，疼痛程度较轻，呈酸痛或胀痛，多见于系统性红斑狼疮、类风湿关节炎、增生性关节炎等。

（5）影响因素：关节肌肉劳损患者活动时疼痛加重，休息时减轻；增生性关节炎患者夜间平卧时，静脉血流回流不畅，骨内压力增高，则疼痛加重，起床活动后，静脉血流改善，疼痛减轻，但活动量过多会加重疼痛。

（6）职业环境：长期负重的职业，工作或居住环境潮湿、寒冷等会使关节病变患病率明显升高。

（7）基础病史及用药情况：注意询问有无能够引起关节痛的慢性疾病史，并了解其用药情况，以便明确有无药物相关性关节痛。

2. 伴随症状常有助于鉴别诊断 ①伴有高热、畏寒，关节局部红、肿、热、痛，关节功能严重障碍，多见于化脓性关节炎；②伴有潮热、盗汗、乏力、食欲减退、消瘦，多见于结核性关节炎；③小关节疼痛，呈对称性，并有晨僵、关节畸形，见于类风湿关节炎；④关节疼痛呈游走性，伴有心肌炎、舞蹈病等表现，见于风湿热；⑤伴有皮肤红斑、光过敏、低热、全身多脏器损害，见于系统性红斑狼疮；⑥伴有腹痛、腹泻、皮肤紫癜，见于过敏性紫癜关节受累。

十九、消瘦

【病例分析】

1. 病历摘要 患者，男性，62岁，消瘦2个月入院。近2个月来体重下降约5 kg，伴有乏力无腹痛、腹胀，无食欲减退，无解黑便。既往有胃溃疡病史5年，未规范治疗。查体，T 36.5℃，BP 120/65 mmHg，贫血貌，双肺、心脏查体无异常。腹平软，上腹部有轻压痛，无反跳痛，肝、脾肋下未触及，肠鸣音正常。血常规：Hb 75 g/L。便常规（+），OB：黄色，OB（++）。

2. 临床诊断 胃癌。

3. 诊断要点 患者，男性，62岁，有胃溃疡病史多年，近期以消瘦为主要表现，伴有乏力，查体贫血貌、上腹部有压痛，血红蛋白下降，便潜血阳性，考虑为胃癌，胃镜及病理活检可确诊。

消瘦（emaciation）是营养不良的主要表现，指各种原因所致的体重减轻超过正常（标准体重）10%的一种状态，常为器质性疾病的一种表现，极度消瘦者称为恶病质（cachexia）。

（一）病因与分类

一般轻微或短期疾病不会影响机体营养状态，消瘦多见于长期或严重疾病，常见病因有以下几个方面。

1. 体质性消瘦 非进行性消瘦，常有家族史，一般无病因可查，缺乏器质性病变依据。

2. 神经-内分泌及代谢性疾病 下丘脑综合征、垂体功能减退症、甲状腺功能亢进症、慢性肾上腺皮质功能减退症、糖尿病等。

3. 恶性肿瘤 如食管癌、胃癌、肝癌、大肠癌、肺癌等各系统脏器恶性肿瘤，其中以胃肠道肿瘤最为常见。

4. 慢性感染性疾病 如结核病、慢性化脓性感染、血吸虫病、寄生虫病、艾滋病等。

5. 消化系统疾病 口腔、咽部疾病及慢性胃、肠、肝、胆、胰腺疾病。

6. 药物 抗生素、氨茶碱、对氨基水杨酸、雌激素、甲状腺素等。

7. 其他 重度创伤或烧伤、精神性厌食或神经性厌食也可引起消瘦。

（二）发病机制

消瘦的发病机制，主要是摄入不足和（或）消耗增加，具体如下。

1. 摄入不足

（1）热量-蛋白质摄入不足：为满足正常生理需要，机体分解脂肪组织提供能量，分解蛋白质提供氨基酸作为糖原异生底物，引起消瘦。

（2）下丘脑损伤：引起腹外侧核嗜食中枢损害，而腹内侧核饱食中枢相对兴奋而拒食、厌食，引起消瘦。

（3）吞咽困难影响进食：包括口腔炎症、溃疡、损伤，咽喉部炎症、水肿、结核、癌肿，食管炎症或狭窄、食管贲门癌肿、贲门失弛缓症或狭窄，脑神经麻痹、延髓性麻痹（球麻痹），食管肌肉损伤，均可致吞咽困难，影响进食，引起消瘦。

（4）胃肠道疾病：如慢性胃炎、消化性溃疡、胃癌、幽门狭窄，不完全性肠梗阻、胃大部切除术后等，常因饮食摄入不足和（或）营养吸收减少而致消瘦。小肠是食物消化和吸收的主要场所，小肠病变可致营养物质吸收障碍而消瘦。

（5）肝、胆及胰腺病变：由于胰腺外分泌和胆汁分泌不足或缺乏，使食物消化吸收障碍，引起消瘦。

（6）慢性感染：结核、血吸虫病、伤寒、慢性化脓性感染等导致食欲减退，摄入减少，引起消瘦。

（7）重要脏器慢性病变或功能衰竭：心功能不全致肝及胃肠道充血、水肿；肝硬化门脉高压致低蛋白血症及胃肠道淤血、水肿；肾衰竭致恶心、呕吐等，均会影响食欲及营养吸收，引起消瘦。

（8）药物影响：如长期使用抗生素、氨茶碱、对氨基水杨酸、氯化铵、雌激素等可致上腹部胀满，食欲减退，进食减少，引起消瘦。

（9）厌食：情绪紊乱或长期节食，可出现精神性或神经性厌食，甚至呈拒食状态，进食减少，引起消瘦。

2. 消耗增加

（1）恶性肿瘤：肿瘤生长迅速，能量消耗增加；肿瘤产生代谢毒素，使葡萄糖利用率降低，游离脂肪酸的氧化代谢增加，使氨基酸和乳酸盐向糖原异生增加，ATP无效消耗增多；中晚期多继发感染、出血、渗出，消耗增加。

（2）内分泌及代谢性疾病：如甲状腺功能亢进症，糖尿病、慢性肾病、嗜铬细胞瘤等，消耗增加，引起消瘦。

（3）长期腹泻：大量营养物质从消化道排出，出现消瘦，如慢性肠炎、慢性细菌性痢疾、溃疡性结肠炎、克罗恩病、肠结核等。

（4）大面积烧伤、剥脱性皮炎时皮肤大面积糜烂，创面有大量血浆渗出，致能量损失。

（5）其他：长期发热、运动过量、长期失眠等可因能量消耗过度而消瘦。

（三）临床表现

1. 主要表现　体重减轻。

2. 伴随症状

（1）伴有发热，多见于感染性疾病，如结核、艾滋病、布鲁氏菌病、伤寒等，也可见于胶原病、恶性肿瘤等。

（2）伴有厌食，无发热，多见于肾上腺皮质功能减退（Addison病）、神经性厌食、吸毒、砷中毒、吸收不良综合征、尿毒症、肝功能衰竭、肿瘤等。

（3）伴有淋巴结肿大，多见于白血病、类肉瘤病、淋巴瘤、感染性疾病等。

（4）伴有腹部包块，多见于肝癌、胰腺肿瘤、消化道肿瘤、血液系统疾病（腹部包块为肿大脾）等。

（5）伴有食欲增加，多见于甲状腺功能亢进症、糖尿病，或服用过量甲状腺激素类药物等。

（6）伴有甲状腺肿大，多见于甲状腺功能亢进症，也要注意有无毒性甲状腺瘤所致的局限性疾病。

【问诊要点】

1. 饮食情况　包括营养摄入、摄食总量及饮食结构等。

2. 影响饮食摄入的因素　包括口腔、咽、喉、食管、胃等病变，以及精神性厌食、神经系统疾病或其他全身情况。

3. 影响消化、吸收的因素　包括消化道疾病、肝、胆道系统、胰腺、内分泌疾病等。

4. 消耗增加因素　甲状腺疾病、糖尿病、慢性肾病、炎症性肠病、重大创伤、手术史等。

5. 其他　服药、运动、睡眠情况，以及家族史（排除体质性消瘦）。

二十、抽搐与惊厥

【病例分析】

1. 病历摘要　患者，男性，10岁，因"反复发作四肢抽搐2年"入院。2年前患者无明显诱因突发四肢抽搐，表现为突然倒地，神志不清，面色青紫。双眼球上窜，双上肢弯曲，双下肢伸直。全身肌肉由强直到阵挛性收缩，瞳孔散大，对光反射消失，伴舌咬伤，口鼻流出泡沫或血沫，尿失禁，清醒后感到头痛、乏力。之后类似症状反复发作，每次持续5～10 min不等，每月发作1～2次，未服药。既往史及个人史：生长发育史正常，2岁时有高热惊厥史。查体：内科查体及神经系统查体未见异常。辅助检查：头颅MRI平扫未见异常，脑电图示各导联频繁出现尖波和尖慢复合波。

2. 临床诊断 癫痫（全身强直阵挛发作）。

3. 诊断要点 10岁儿童，反复发作四肢抽搐为主要表现，反复、刻板、短暂发作，伴有意识丧失。既往有高热惊厥史。内科查体和神经系统查体无阳性体征。脑电图示频繁出现癫痫波。考虑癫痫全面强直-阵挛发作。

抽搐（tic）与惊厥（convulsion）均属于不随意运动。抽搐是指全身或局部成群骨骼肌非自主地抽动或强烈收缩，常可引起关节运动和强直。当肌群收缩表现为强直性和阵挛性时，称为惊厥。惊厥表现的抽搐一般为全身性、对称性、伴有或不伴有意识丧失。惊厥的概念与癫痫有相同点，也有不同点。癫痫大发作（强直-阵挛发作）与惊厥的概念相同，而癫痫小发作（失神发作）则不应称为惊厥。

（一）病因与分类

抽搐与惊厥的病因可分为特发性与症状性。特发性病因常由先天性脑部不稳定状态所致。症状性病因有如下几种。

1. 脑部疾病

（1）感染：如脑炎、脑膜炎、脑脓肿、脑结核瘤、脑灰质炎等。

（2）外伤：如产伤、颅脑外伤等。

（3）肿瘤：包括原发性肿瘤、脑转移瘤。

（4）血管疾病：如脑出血、蛛网膜下腔出血、高血压脑病、脑栓塞、脑血栓形成、脑缺氧等。

（5）寄生虫病：如脑型疟疾、脑血吸虫病、脑包虫病、脑囊虫病等。

（6）其他：①先天性脑发育障碍；②原因未明的大脑变性，如结节性硬化、核黄疸（nuclear icterus）等。

2. 全身性疾病

（1）感染：如急性胃肠炎、中毒型菌痢、链球菌败血症、中耳炎、百日咳、狂犬病、破伤风等，小儿高热惊厥主要由急性感染所致。

（2）中毒：①内源性，如尿毒症、肝性脑病；②外源性，如乙醇、苯、铅、砷、汞、氯、阿托品、樟脑、白果、有机磷等中毒。

（3）心血管疾病：高血压脑病或 Adams-Stokes 综合征等。

（4）代谢障碍：如低血糖、低钙及低镁血症、急性间歇性血卟啉病、维生素B缺乏等，其中低血钙可表现为典型的手足抽搐症。

（5）风湿病：如系统性红斑狼疮、脑血管炎等。

（6）其他：如突然撤停安眠药、抗癫痫药，还可见于热射病、溺水、窒息、触电等。

3. 神经症 如癔症性抽搐和惊厥。

4. 小儿惊厥 部分为特发性，部分由脑损害引起，高热惊厥多见于小儿。

（二）发病机制

抽搐与惊厥的发生机制尚未完全明了，目前认为可能是由于运动神经元的异常放电所致。这种病理性放电主要由神经元膜电位的不稳定引起，并与多种因素相关，可由代谢、营养、脑皮质肿物或瘢痕等激发，与遗传、免疫、内分泌、微量元素、精神因素等有关。

根据引起肌肉异常收缩的兴奋信号的来源不同，基本上可分为两种情况：①大脑功能障碍，如癫痫大发作等；②非大脑功能障碍，如破伤风、士的宁中毒、低钙血症性抽搐等。

（三）临床表现与鉴别诊断

1. 临床表现 由于病因不同，抽搐和惊厥的临床表现形式也不一样，通常可分为全身性和局限性两种。

（1）全身性抽搐：以全身骨骼肌痉挛为主要表现，典型者为癫痫大发作（惊厥），表现为患者突然意识丧失，全身强直，呼吸暂停，继而四肢发生阵挛性抽搐，呼吸不规则，二便失控，皮肤发绀，发作约半分钟后自行停止，也可反复发作或呈持续状态。发作时可有瞳孔散大，对光反射消失或迟钝、病理反射阳性等。发作停止后不久意识恢复。由破伤风梭菌引起者为持续性强直性痉挛，伴肌肉剧烈疼痛。

（2）局限性抽搐：以身体某一局部连续性肌肉收缩为主要表现，大多见于口角、眼睑、手足等。而手足搐搦症则表现为间歇性双侧强直性肌痉挛，以手部最典型，呈"助产士手"等表现。

2. 鉴别诊断 下列伴随症状可鉴别不同原因引起的抽搐和惊厥。

（1）伴发热：多见于小儿的急性感染，可见于胃肠功能紊乱、重度失水等。但须注意，惊厥也可引起发热。

（2）伴血压增高：可见于高血压病、肾炎、子痫、铅中毒等。

（3）伴脑膜刺激征：可见于脑膜炎、脑膜脑炎、假性脑膜炎、蛛网膜下腔出血等。

（4）伴瞳孔扩大与舌咬伤：可见于癫痫全面强直-阵挛发作。

（5）惊厥发作前有剧烈头痛：可见于高血压、急性感染、蛛网膜下腔出血、颅脑外伤、颅内占位性病变等。

（6）伴意识丧失：见于癫痫全面强直-阵挛发作、重症颅脑疾病等。

二十一、意识障碍

【病例分析】

1. 病历摘要 患者，女性，35岁。因"发热、头痛4天，精神不振、暴躁2天"入院。患者入院前4天无明显诱因出现发热，体温38.5℃左右，伴头痛、恶心，未吐。自服感冒药无好转。2天前开始精神不振，别人问话时经常无故骂人。当日开始出现呼之不应，尿失禁。发病以来无抽搐及肢体活动障碍。既往史：无疫苗接种史及结核接触史。查体：T 39.0℃，BP 130/90 mmHg，P 96次/分。上唇有数个小米粒大小的疱。内科系统查体无明显异常。昏睡状态，问话能简单回答问题，但经常骂人。无颈强直，Kernig征（-），Brudzinski征（-）。双侧瞳孔等大，直径约3 mm，光反射存在，双侧额纹、唇沟对称存在。四肢肌力5级。无感觉异常和减退。双侧肱二头肌反射正常，双侧膝反射正常。双侧Chaddock征阴性，Babinski征阴性。辅助检查：尿常规及肝功能均正常。腰椎穿刺检查：脑脊液压力1.96 kPa（200 mmH$_2$O），脑脊液中WBC 46×10^6/L，多核细胞0.4，单核细胞0.6，RBC 12×10^6/L，蛋白质1.0 g/L，葡萄糖3.5 mmol/L。脑脊液的单纯疱疹病毒（HSV）抗体检查16：1阳性。脑电图示双侧大脑弥漫性23次/秒的高波幅慢波，以双侧额叶和颞叶明显。头颅MRI扫描示双侧额叶内侧及双侧岛叶长T1长T2信号。

2. 临床诊断 单纯疱疹病毒性脑炎。

3. 诊断要点 本例特点为青年女性，以发热、头痛急性起病；之后出现意识障碍、精神症状，伴尿失禁。查体除口唇疱疹外，余无明显阳性体征。脑脊液压力略高于正常，脑脊液白细胞及红细胞均高于正常；脑电图示双侧大脑弥漫性高波幅慢波，以双侧额叶和颞叶明显；头颅MRI扫描示双侧额叶内侧及双侧岛叶长T1长T2信号。患者先有发热，之后出现意识障碍，精神症状，伴尿失禁，病变定位在大脑本身病变或内科系统并发脑病。以发热、头痛急性起病，内科系统心、肝、脾、肺无明显异常，尿常规及肝功能均正常，可以除外内科系统疾病并发脑病，大脑本身病变可能性大。脑电图及头颅MRI扫描证实病变在双侧大脑额叶和颞叶，这是单纯疱疹病毒最常侵袭的部位。脑脊液各项指标均高于正常，脑脊液的HSV阳性，考虑单纯疱疹病毒性脑炎。

意识障碍（disturbance of consciousness）是指人对自身和环境的感知能力出现障碍。意识清醒状态的维持依赖于上行网状激活系统和大脑皮质的相互作用。弥漫性大脑皮质或脑干网状结构发生结构损害或功能抑制时，则可引起意识障碍，可表现为意识觉醒度下降，分为嗜睡、昏睡、昏迷；意识内容变化表现为意识模糊和谵妄。

（一）病因

1. 重症急性感染 如败血症、肺炎、中毒型痢疾、伤寒、斑疹伤寒、恙虫病和颅脑感染（脑炎、脑膜脑炎、脑型疟疾）等。

2. 颅脑非感染性疾病 ①脑血管疾病：脑缺血、脑出血、蛛网膜下腔出血、脑栓塞、脑血栓形成、高血压脑病等；②脑占位性疾病：如脑肿瘤、脑脓肿；③颅脑损伤：脑震荡、脑挫裂伤、外伤性颅内血肿、颅骨骨折等；④癫痫。

3. 内分泌与代谢障碍 如尿毒症、肝性脑病、肺性脑病、甲状腺危象、甲状腺功能减退、糖尿病性昏迷、低血糖、妊娠中毒症等。

4. 心血管疾病 心律失常引起 Adams-Stokes 综合征等。

5. 水、电解质平衡紊乱 如低钠血症、低氯性碱中毒、高氯性酸中毒等。

6. 外源性中毒 如安眠药、有机磷杀虫药、氰化物、一氧化碳、乙醇和吗啡等中毒。

7. 物理性及缺氧性损害 如高温中暑、日射病、触电、高山病等。

（二）分类

1. 意识水平下降

（1）嗜睡（somnolence）：是最轻的意识障碍，是一种病理性倦睡，患者陷入持续的睡眠状态，可被唤醒，并能正确回答和做出各种反应，但当刺激去除后很快又再入睡。

（2）昏睡（stupor）：是接近于不省人事的意识状态。患者处于熟睡状态，不易唤醒。虽在强烈刺激下（如压迫眶上神经、摇动患者身体等）可被唤醒，但很快又再入睡。醒时答话含糊或答非所问。

（3）昏迷（coma）：是严重的意识障碍，表现为意识持续的中断或完全丧失。按其程度可分为3个阶段。包括：①浅昏迷：意识大部分丧失，无自主运动，对声、光刺激无反应，对疼痛刺激尚可出现痛苦的表情或肢体退缩等防御反应，角膜反射、瞳孔对光反射、眼球运动、吞咽反射等可存在；②中昏迷：对周围事物及各种刺激均无反应，对于剧烈刺激可出现防御反射，角膜反射减弱，瞳孔对光反射迟钝，眼球无转动；③深昏迷：全身肌肉松弛，对各种刺激全无反应。深浅反射均消失。

2. 意识内容障碍

（1）意识模糊（confusion）：表现为对外界刺激的感知和反应能力障碍，与人无正常交往，注意力减退，联想散漫，言语杂乱无章，定向力障碍，可伴有记忆力缺陷和嗜睡，还可有丰富的幻觉和运动型兴奋。恢复后不能回忆全过程。脑电图表现为弥漫性异常。临床常见于中毒性和代谢性疾病。

（2）谵妄（delirium）：是一种以兴奋性增高为主的高级神经中枢急性活动失调状态。临床上表现为注意力涣散、定向力丧失、感觉错乱（幻觉、错觉）、躁动不安、言语杂乱。谵妄可发生于急性感染的发热期间，也可见于某些药物中毒（如颠茄类药物中毒、急性乙醇中毒）、代谢障碍（如肝性脑病）、循环障碍或中枢神经系统疾患等。

3. 特殊类型的意识障碍

（1）去皮质综合征：患者意识内容丧失，对语言刺激无反应，对疼痛刺激有痛苦表情和躲避反应，有无意识睁眼、闭眼活动，生理反射存在，多伴有去皮质强直、病理反射、二便失禁，见于颅脑外伤、脑出血、严重缺氧、急性一氧化碳中毒等。

（2）持续性植物状态：意识内容丧失，存在睡眠-觉醒周期，对伤害性刺激可产生原始的运动反应，无意识，有植物性生命体征，如心搏、呼吸和血压等维持正常，见于严重颅脑损伤后高级神经活动缺失而长期存活。

（三）发病机制

意识的产生与脑干上行网状激活系统和双侧大脑半球有关。因此，脑缺血、缺氧、葡萄糖供给不足、酶代谢异常等因素可引起脑细胞代谢紊乱，从而导致网状结构功能损害和脑活动功能减退，均可产生意识障碍。意识有两个组成部分，即意识内容及其"开关"系统。意识内容即大脑皮质功能活动，包括记忆、思维、定向力和情感，还有通过视、听、语言和复杂运动等与外界保持紧密联系的能力。意识状态的正常取决于大脑半球功能的完整性，急性广泛性大脑半球损害或半球向下移位压迫丘脑或中脑时，则可引起不同程度的意识障碍。意识的"开关"系统包括经典的感觉传导径路（特异性上行投射系统）及脑干网状结构（非特异性上行投射系统）。意识"开关"系统可激活大脑皮质并使之维持一定水平的兴奋性，使机体处于觉醒状态，从而在此基础上产生意识内容。"开关"系统不同部位与不同程度的损害，可发生不同程度的意识障碍。

（四）临床表现与鉴别要点

意识障碍可表现为不同的程度，如前所述的嗜睡、昏睡和昏迷，或特殊类型的意识障碍。下列不同的伴随症状可鉴别引起意识障碍的原因。

1. 伴发热 先发热，然后有意识障碍，可见于重症感染性疾病；先有意识障碍，然后发热，见于脑出血、蛛网膜下腔出血、巴比妥类药物中毒等。

2. 伴呼吸缓慢 呼吸中枢受抑制的表现，可见于吗啡、巴比妥类、有机磷杀虫药等中毒，以及银环蛇咬伤等。

3. 伴瞳孔散大 可见于颠茄类、乙醇、氰化物等中毒以及癫痫、低血糖状态等。

4. 伴瞳孔缩小 可见于吗啡类、巴比妥类、有机磷杀虫药等中毒。

5. 伴心动过缓 可见于颅内高压症、房室传导阻滞以及吗啡类、毒蕈等中毒。

6. 伴高血压 可见于高血压脑病、脑血管意外、肾炎尿毒症等。

7. 伴低血压 可见于各种原因的休克。

8. 伴皮肤、黏膜改变 出血点、瘀斑和紫癜等可见于严重感染和出血性疾病；口唇呈樱桃红色提示一氧化碳中毒。

9. 伴脑膜刺激征 见于脑膜炎、蛛网膜下腔出血等。

第二篇 体格检查

第三章 基本检查方法

体格检查是指医生运用自己的感官和借助简便的检查工具，客观了解和评估患者身体状况的一系列最基本的检查方法。在全面体格检查后，医生对患者健康状况和疾病状态提出的临床判断称为检体诊断。

体格检查与病史采集是临床初步诊断的基础，是临床医师必备的基本技能，规范化体格检查是临床正确诊断的前期，可使患者与医生之间建立一种良好的信任和尊重的关系。

一、体格检查的基本方法

体格检查的基本方法有视诊、触诊、叩诊、听诊和嗅诊5种。其中触诊和叩诊需要手法技巧，检查时一定要娴熟、轻柔，每次体格检查都是对视诊、触诊、叩诊、听诊和嗅诊5种检查方法的锻炼，这既是临床基本技能的练习过程，也是临床经验的积累过程，同样也是与患者交流、沟通，建立良好医患关系的过程。

（一）视诊

视诊（inspection）是以眼睛来观察患者全身或局部状态的检查方法。通过视诊可以观察到许多全身及局部的体征，但对特殊部位（如眼底、呼吸道、消化道等）则需借用某些器械（如检眼镜、内镜等）协助检查。

视诊方法虽然简单，但其适用范围广泛，可提供重要的诊断资料和线索，有时仅用视诊就可明确一些疾病的诊断。视诊又是一种常被忽略的诊断和检查方法，极易发生视而不见的现象，学习视诊需要反复练习，并记住："视觉是一种能力，而眼力则是一种技巧。"

视诊要求在自然光线下进行，夜间在普通灯光下不易辨别黄疸和发绀，对苍白和皮疹也不易观察清楚。侧面来的光线对观察搏动或肿物的轮廓有一定的帮助。

1. 常规视诊 体格检查的第一步是从整体观察患者，从患者走进诊室开始，观察患者的步态、有无目光接触、说话的方式、体位、表情、营养状况、身体的比例、有无畸形、有无异常举动等。

2. 近距离视诊 是把注意力集中在某一部位进行细致的观察，如皮肤科医生通过近距离视诊皮损来诊断疾病。另外，很多视诊也需要借助于各种仪器来辅助完成，如显微镜、检眼镜、结肠镜、胃镜、支气管镜和喉镜等。

（二）触诊

触诊（palpation）是医生通过手与患者体表局部接触后的感觉（触觉、温度觉、位置觉和振动觉等）或患者的反应，判断患者有无异常的检查方法。手的不同部位对触觉的灵敏度不同（表3-1），其中以指腹和掌指关节的掌面最为灵敏，触诊时多用这两个部位。临床上最常采用触诊的为腹部检查。通过触诊可以发现温度、湿度、震颤、波动、摩擦感、压痛、搏动、捻发音，以及肿大的器官、包块等体征。

表 3-1 触觉的感觉与评价

感觉	评价
触觉	指尖是区分触觉最灵敏的部位
温度觉	手背或手指的背部对温度比较灵敏（此处皮肤较其他部位薄）
振动觉	掌指关节掌面或手的尺侧对振动比较灵敏
位置觉或协调性	关节与肌肉活动（如用手指抓）对位置觉或协调性比较灵敏

1. 触诊方法 由于触诊目的不同，触诊时施加的压力也不一致，临床上可将触诊分为浅部触诊法与深部触诊法。

（1）浅部触诊法（light palpation）：医生将一手轻轻放在被检查部位，利用掌指关节和腕关节的协同动作，轻柔地进行轻压触摸（图 3-1）。浅部触诊法可触及的深度为 1~2 cm，适用于检查体表浅在病变、关节、软组织、浅部的动脉、静脉、神经、阴囊和精索等。浅部触诊法一般不引起患者痛苦及肌肉紧张，更有利于检查腹部有无压痛、抵抗感、搏动、包块和某些肿大的脏器等。

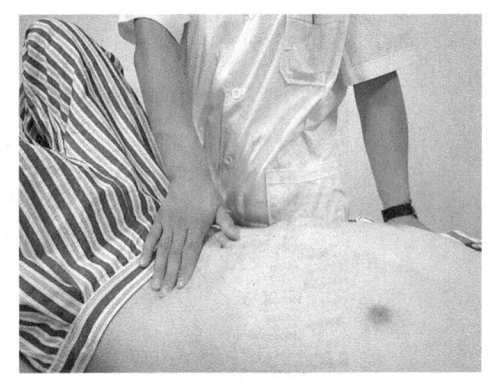

图 3-1 浅部触诊法

（2）深部触诊法（deep palpation）：医生将一手或两手重叠放置于被检查部位，由浅入深，逐渐加压以达深部。深部触诊法触及的深度常在 2 cm 以上，有时可达 4~5 cm，适用于检查腹腔病变和脏器情况，根据检查目的和手法的不同又分为以下 4 种。

1）深部滑行触诊法（deep slipping palpation）：患者取仰卧位，双下肢屈曲，嘱患者张口平静呼吸，或与患者谈话以转移其注意力，尽量使其腹肌放松；医生以右手并拢的二、三、四指末端逐渐触向腹腔的脏器或包块，在被触及的脏器或包块上做上、下、左、右的滑行触诊（图 3-2）。如为肠管或索条状包块，则需做与长轴垂直方向的滑行触诊。深部滑行触诊法常用于腹腔深部包块和胃肠病变的检查。

2）双手触诊法（bimanual palpation）：医生将左手置于被检查脏器或包块的后部，并将被检查部位推向右手方向，以利于右手触诊，右手中间三指置于腹部进行触诊（图 3-3）。双手触诊法多用于肝、脾、肾和腹腔肿物的检查。

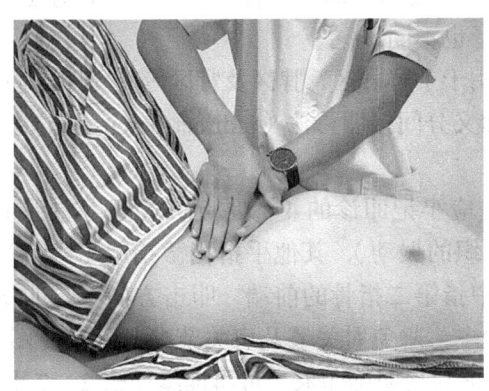

图 3-2 深部滑行触诊法

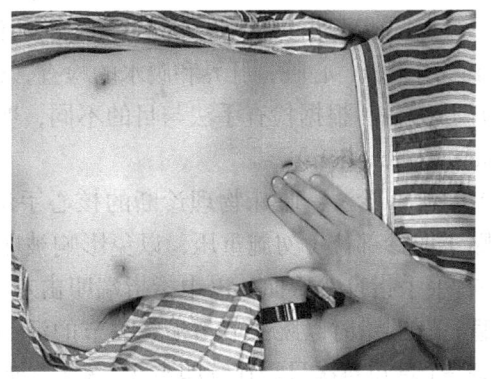

图 3-3 双手触诊法

3）深压触诊法（deep press palpation）：医生以一两个手指在被检查部位逐渐深压（图 3-4），用于检查腹腔深在病变的部位或确定腹部压痛点，如阑尾压痛点、胆囊压痛点等。

4）冲击触诊法（ballottement）：医生将三四个手指并拢，以70°~90°角放置于腹壁相应部位，做数次急速而较有力的冲击动作（图3-5）。在冲击时可出现腹腔内脏器在指端浮沉的感觉，一般只适用于大量腹水时肝、脾难以触及者。冲击触诊可使患者感到不适，应避免用力过猛。

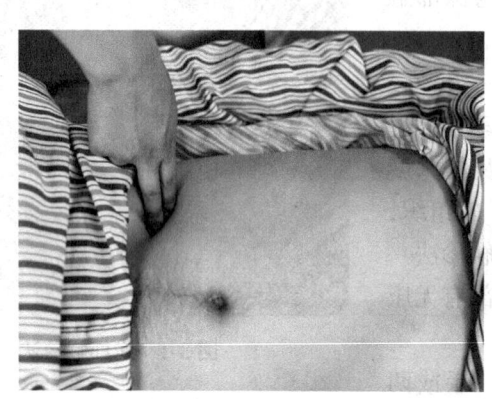
图3-4 深压触诊法

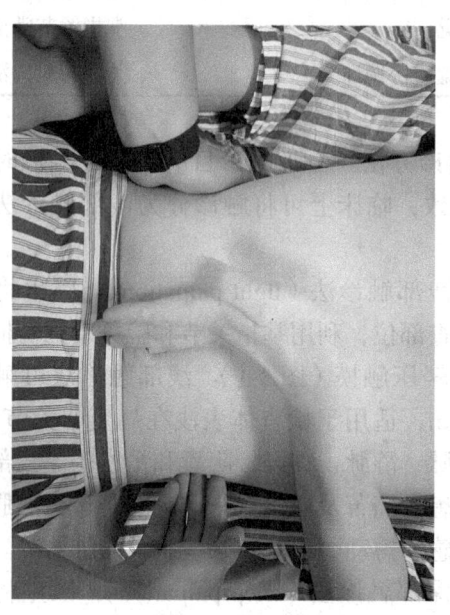
图3-5 冲击触诊法

2. 注意事项

（1）准备工作：触诊前应向患者说明触诊的目的和配合方法，触诊时手要温暖、轻柔，避免使患者紧张而影响触诊效果。

（2）站位要准确：医生与患者都应采取适宜的位置，医生应站在患者的右侧，面向患者，以便随时观察患者的面部表情变化；患者取仰卧位时，双手自然置于体侧，膝关节屈曲，放松腹肌。

（3）患者准备：进行下腹部触诊时，可根据需要嘱患者排空二便，以免影响触诊。

（4）用心触诊：触诊时要手脑并用，边触诊边思考，反复斟酌，以判断病变的性质和来源。

（三）叩诊

叩诊（percussion）是医生用手指叩击患者体表，使之振动而产生音响变化的检查方法。由于器官密度、组织构成和叩诊的力度不同，产生的叩诊音也不同。

叩诊多用于肺、心脏、肝界和腹水的检查，也用于了解肝区、脾区及肾区等有无叩击痛。

1. 叩诊方法 根据检查手法与目的不同，叩诊又分间接叩诊法（indirect percussion）与直接叩诊法（direct percussion）。

（1）间接叩诊法：临床物理诊断的核心手法，应牢记叩诊的4个要点。①医生左手中指第二指节**紧贴**于叩诊部位（勿施重压，以免影响被叩组织的振动），其他手指稍微抬起（避免与体表接触）；②右手手指自然弯曲，以中指指端叩击左手中指第二指骨的前端，叩击方向应与叩诊部位的**体表垂直**；③叩诊时以**腕关节与指掌关节**的活动为主，避免肘关节及肩关节参与运动（图3-6，图3-7）；④一个部位每次只需连续叩击2~3下，如未能获得明确印象，**可再连续叩击2~3下**。

（2）直接叩诊法：医生用一手中间三指的掌面直接拍击被检查的部位，借拍击的反响和指下的振动感来判断病变的方法（图3-8）。直接叩诊法主要适用于检查胸部或腹部面积较广泛的病变，如大量胸腔积液或腹水等。

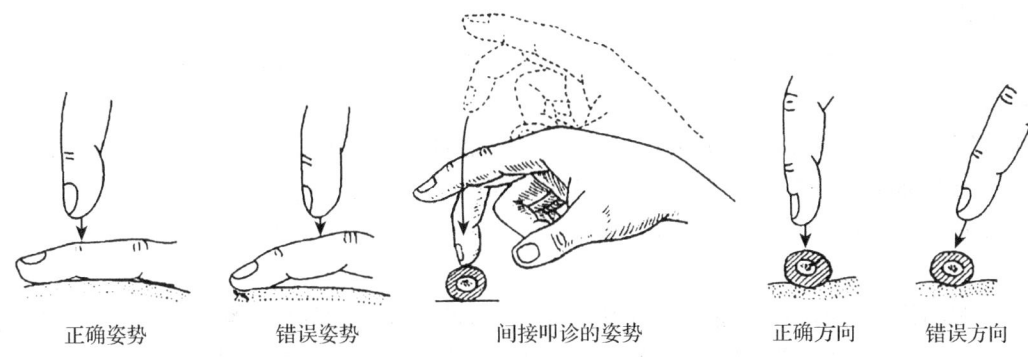

图 3-6　间接叩诊法模式图

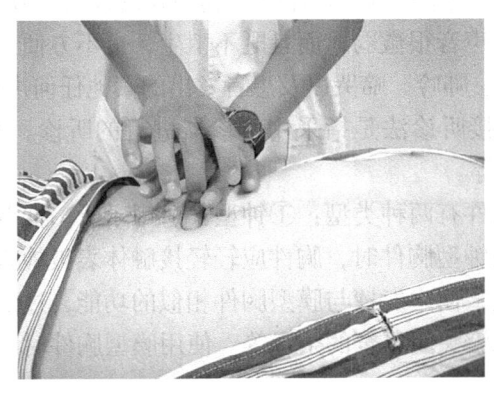

图 3-7　间接叩诊法

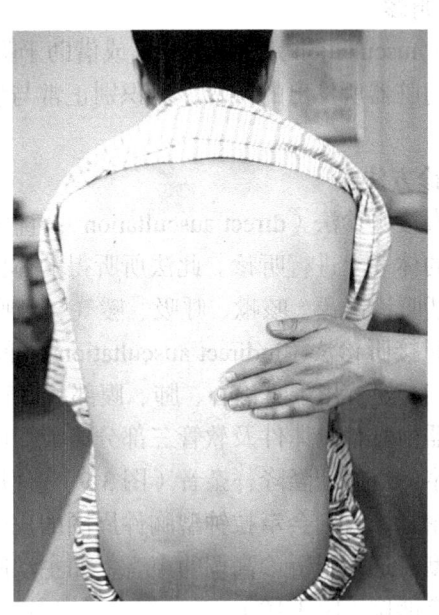

图 3-8　直接叩诊法

2. 叩诊音　被叩击部位产生的音响即为叩诊音。根据音响的强弱、频率等的不同，将叩诊音分为 5 级，即实音（fatness）、浊音（dullness）、清音（resonance）、过清音（hyperresonance）和鼓音（tympany）。叩诊音的时限与组织密度呈负相关，实音持续时间最短，随着组织密度减小，叩诊音的时限逐渐延长。各种叩诊音的特点和临床意义见表 3-2。

表 3-2　各种叩诊音的特点及临床意义

叩诊音	音响强度	音调	持续时间	正常存在部位	临床意义
实音	最弱	最高	最短	心、肝	大量胸腔积液、肺实变
浊音	弱	高	短	心、肝被肺覆盖的部分	肺炎、肺不张、胸膜增厚
清音	强	低	长	正常肺部	无
过清音	更强	更低	更长	无	肺气肿
鼓音	最强	低	最长	胃泡区	气胸、肺空洞

3. 注意事项

（1）准备工作：环境应安静，以免影响叩诊音的判断。叩诊前应嘱患者充分暴露被叩诊部位，并使肌肉放松。

（2）体位：因叩诊的部位不同，患者须采取相应的体位。如叩诊胸部时取坐位或卧位；叩诊腹部时取仰卧位。

（3）确定肋间：叩诊心脏和肺部时，一定要先确定叩诊的肋间（胸骨角是寻找肋间的标志）。

（4）注意对称部位的比较：叩诊时应注意对称部位的比较与鉴别。

（5）注意音响与振动的比较：叩诊时不仅要注意叩诊音响的变化，还要注意不同病灶振动的差异。

（6）掌握叩诊的基本要领：**紧**（左手中指第二指骨紧贴叩诊部位）、**翘**（左手其他手指稍抬起，勿与体表接触）、**直**（以右手中指指端垂直叩击左手中指第二指骨前段）、**匀**（叩击的力量要均匀一致）、**快**（每次叩击后右手要快速抬起）。

（四）听诊

听诊（auscultation）是医生用耳或借助于听诊器听取身体内有运动舒缩能力的脏器，或有气体、血液流动的脏器所发出的声音，以识别正常与病理状态的方法。听诊常用于心血管、肺及胃肠道等的检查。

1. 听诊方法

（1）直接听诊法（direct auscultation）：直接听诊法是听诊器问世之前的听诊法，即用耳郭直接贴在患者的体表上进行听诊。此法所听得的体内声音很微弱，而且既不卫生，也不方便。广义的直接听诊包括听诊语音、咳嗽、呼吸、嗳气、肠鸣、呻吟、啼哭以及患者发出的其他任何声音。

（2）间接听诊法（indirect auscultation）：间接听诊法是指采用听诊器进行的听诊。此法方便，使用范围广，主要用于听诊心、肺、腹部、血管等。

听诊器由耳件、体件及软管三部分组成。胸件有两种类型：①钟型：适用于听诊低调声音，如二尖瓣狭窄的舒张期隆隆样杂音（图3-9）。使用钟型胸件时，胸件应轻轻接触体表被检查部位，但必须完全密合，否则会牵拉钟型胸件周围的皮肤，使之发挥与膜型胸件相似的功能，过滤低调的声音。②膜型：适用于听诊高调的声音，如主动脉瓣关闭不全的杂音等。使用膜型胸件时胸件要紧贴体表被检查部位（图3-10）。

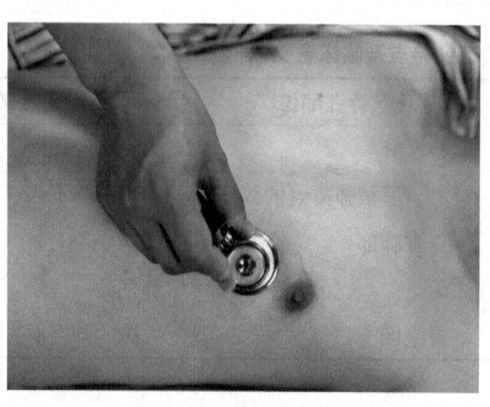
图 3-9　采用钟型体件听诊

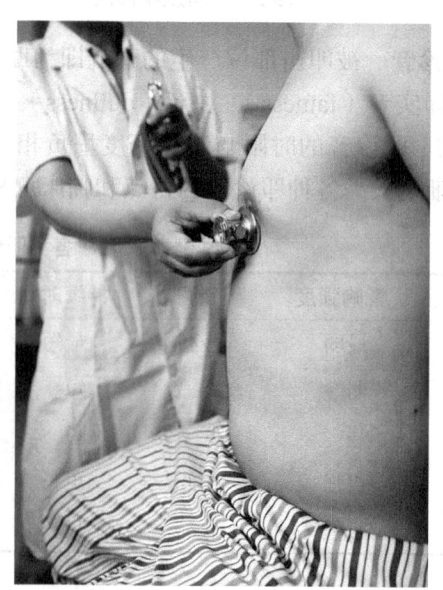
图 3-10　采用膜型体件听诊

2. 注意事项

（1）准备工作：①环境要安静、温暖、避风。寒冷可引起患者肌束颤动，出现附加音，影响听诊效果。②应根据病情嘱患者采取适当的体位，对衰弱不能起床的患者，为减少患者翻身的痛苦，以使用膜型听诊器为佳。

（2）正确使用听诊器：听诊前应注意耳件方向是否正确，管腔是否通畅；胸件要紧贴于被听诊的部位，避免与皮肤摩擦而产生附加音。绝不能隔衣听诊。

（3）排除干扰：听诊时注意力要集中，听诊心脏时要排除呼吸音的影响，听诊肺部时也要排除心音的影响。

（五）嗅诊

嗅诊（olfactory examination）是通过嗅觉判断发自患者的异常气味的一种检查方法。嗅诊时用手将患者散发的气味扇向自己的鼻部，然后仔细判断气味的性质和特点。异常气味多来自皮肤、黏膜、呼吸道、胃肠道、呕吐物、排泄物、分泌物、脓液与血液等。

医生应该有能力基于气味建立诊断，有经验的医生在第一次与患者接触时，根据患者的气味变化就能做出诊断或把握诊断方向（表3-3）。气味常出现在代谢性疾病或中毒以后。但气味很难精确描述，个体对气味的感觉差异极大。

表 3-3 临床常见气味举例

气味	临床意义
痰液有恶臭味	厌氧菌感染，支气管扩张，肺脓肿
呼气呈刺激性大蒜味	有机磷农药中毒
呼气呈烂苹果味	糖尿病酮症酸中毒
呼气呈氨味	尿毒症
呼气呈肝腥味	肝性脑病
口臭	口腔炎症、胃炎等
呕吐物酸味	幽门梗阻、贲门失弛缓等

二、体格检查的注意事项

体格检查一般于病史采集结束后开始，但一般检查是从患者进入诊室或在床边询问病史时开始的。体格检查的目的是进一步支持和验证病史采集中所获得的有临床意义的症状或体征，发现患者所存在的体征及对治疗的反应，为进一步确认临床诊断寻找客观依据。体格检查的注意事项如下。

（1）以患者为中心，尊重患者。要关心、体贴患者，有高度的责任感和良好的医德修养，以患者为中心。

（2）仪表端庄，举止大方，态度诚恳、和蔼，过分不拘礼节可引发许多问题。

（3）环境安静、舒适和具有私密性，最好在自然光线下进行检查。

（4）检查前先洗手，注意避免交叉感染。

（5）医生站在患者右侧。检查前有礼貌地对患者做自我介绍，并说明体格检查的原因、目的和要求，以更好地取得患者的密切配合。检查结束应对患者的配合与合作表示感谢。

（6）充分暴露被检查部位，检查其他部位时应该适当遮挡患者的乳房（女性）和腹股沟部；但过分遮挡可能会漏掉部分重要体征。

（7）男医生和男实习生为女患者进行体格检查时，应该有第三人（医生、护士或家属）在场陪伴。

（8）患者的体位随检查的部位不同而不同，如腹部检查时采取仰卧位（头部枕一个枕头）。

（9）系统体格检查时应全面、有序、重点、规范和正确，检查手法应规范、轻柔、娴熟。

（10）按一定顺序进行检查，避免重复和遗漏，避免反复翻动患者，力求建立规范的检查顺序。

1）先观察一般状态及生命征，然后依次检查头、颈、胸、腹、脊柱、四肢及神经系统，以避免不必要的重复或遗漏。

2）必要时进行生殖器、肛门和直肠的检查。

3）根据病情轻重，可调整检查顺序，有利于及时抢救和处理患者。

4）在体格检查过程中，应注意左、右及相邻部位等的对比检查，根据病情变化及时进行复查，有助于病情观察和补充、修正诊断。

第四章 一般检查

一、一般状态与生命体征

一般状态检查以视诊为主，配合触诊、听诊和嗅诊进行检查，生命征检查要借助检查工具。

（一）性别与年龄

1. 性别 性别不难判断，因为正常人的性征很明显。

2. 年龄 一般可通过问诊得知，但在某些情况下需要通过观察和检查皮肤的弹性与光泽、肌肉的状态、毛发的颜色和分布、面与颈部皮肤的皱纹、牙齿的状态等进行判断。

（二）发育与体型

1. 发育 通过观察与检查患者的年龄、智力、体格生长状态（包括身高、体重及第二性征等）之间的关系综合评价其发育情况。

身高测量方法（裸足站立测量法）：①患者取站立位，身体保持挺直（足跟、臀和肩部接触墙壁），头部保持正中位（枕部接触墙壁）；②测量地板与头皮最高点水平线的垂直距离；③测量时要压住头发或分开特别厚的头发，以免过高估计身高；④身高以厘米（cm）为单位记录（精确至0.1 cm）。

2. 体型 体型是身体各部发育的外观表现，包括骨骼、肌肉的成长与脂肪分布的状态等。成年人的体型可分为无力型、正力型、超力型 3 种。

（三）营养状态

根据皮肤、毛发、皮下脂肪、肌肉等情况，结合性别、年龄、身高及体重综合判断营养状态。

检查方法：①观察皮下脂肪充实的程度，最适宜的部位是前臂屈侧或上臂背侧下 1/3 处。②在一定时间内监测体重的变化也可反映机体的营养状态。

（四）意识状态

多采用问诊的方法判断患者的意识状态，了解其思维、反应、情感、计算及定向力等方面的情况。对较为严重者，还可进行痛觉试验、瞳孔反射及腱反射等检查，以确定患者意识障碍的程度。

意识障碍可以是**意识水平**（觉醒或警醒）异常，也可以是**意识内容**（认知功能）异常。以觉醒度改变为主的意识障碍有嗜睡、昏睡、昏迷，以意识内容改变为主的意识障碍为意识模糊和谵妄。

（五）面容与表情

患病后患者常出现痛苦、忧虑或疲惫的面容与表情，甚至出现特征性的面容和表情，对某些疾病的诊断具有重要价值。常见有急性病容、慢性病容、贫血面容、甲亢面容、二尖瓣面容等。

(六)体位

观察患者的体位,是自主体位、被动体位,还是强迫体位。

(七)姿势

通过观察患者的姿势变化,了解患者的健康状况、精神状态。

(八)步态

健康人的步态与年龄、健康状态和所受训练有关,如小儿喜急行或小跑,青壮年矫健、快速,老年人常小步慢行。常见异常步态有蹒跚步态、醉酒步态、偏瘫步态、慌张步态、剪刀步态等。

(九)生命体征

1. 体温

(1)检查方法:体温测量使用体温计,采用摄氏单位进行记录。常用的体温测量方法有口测法、肛测法和腋测法,其操作与评价见表4-1。

表4-1 体温测量的操作与评价

方法	操作与评价
腋测法	①将体温计头端置于患者腋窝处,并嘱其上臂夹紧体温计(将腋窝汗液擦干,以消除对体温测量的影响),10分钟后读数 ②结果较口测法低0.2~0.4℃。方便、安全,且不易发生交叉感染,为最常用的方法
口测法	①将消毒好的体温计头端置于患者舌下,并嘱其紧闭口唇(用鼻呼吸),5分钟后读数 ②结果较为可靠,但不适用于婴幼儿及神志不清者
肛测法	①患者取侧卧位,将肛门体温计的头端(涂以润滑剂)缓慢插入肛门(深度约为体温计长度的一半),5分钟后读数 ②结果稳定,一般较口测法高0.3~0.5℃。多用于婴幼儿、神志不清及某些特殊患者

(2)注意事项

1)检查体温计是否完好,汞柱是否在35℃以下。

2)选择恰当的方法:①婴幼儿、精神异常、昏迷、口腔疾病、口鼻手术者忌用口测法;②腋窝有创伤、手术、炎症及腋窝出汗较多者,肩关节受伤或消瘦者忌用腋测法;③直肠肛门手术、腹泻、心肌梗死患者忌用肛测法。

3)婴幼儿、危重躁动患者应有专人守护,以防意外。

4)避免影响体温测量的各种因素,如运动、进食、冷热饮、冷热敷、洗澡、坐浴和灌肠等。

5)采用口测法时,患者不慎将体温计咬破,应及时清理玻璃碎屑,以免损伤唇、舌、口腔、食管、胃肠道黏膜,再口服鸡蛋清或牛奶,以延迟汞的吸收。

6)应将测量结果及时记录于体温记录单上,并描绘出体温曲线。体温变化的规律(热型)可为诊断某些疾病提供重要价值。

2. 脉搏

(1)检查方法:①患者取仰卧位或坐位;②医生右手示指、中指、环指并拢,将指腹平放于桡动脉近手腕处,以适当的压力触诊桡动脉30秒,判断其搏动的节律、脉率、强弱、紧张度以及与呼吸的关系,计算每分钟搏动次数。脉搏不规则者应延长触诊时间。

(2)注意事项

1)检查脉搏前,嘱患者避免剧烈运动,否则要休息20分钟后再检查。

2)勿用拇指触诊脉搏,因易将拇指小动脉的搏动与患者的脉搏混淆。

3）判断脉率与心率是否一致。如果有脉搏短绌，则由 2 人分别触诊脉搏和听诊心率，同时计数 1 分钟，计算出心率与脉率之差。

3. 呼吸　观察呼吸频率（注意避免患者故意控制呼吸频率）、节律、有无呼吸过快、呼吸缓慢、呼吸暂停、Cheyne-Stokes 呼吸、Kussmaul 呼吸、Biot 呼吸等。

检查方法：①在检查脉搏后，医生继续将手指置于患者桡动脉上，观察其胸部或腹部的起伏（**一起一伏为 1 次**）；②对呼吸微弱者，医生将耳部靠近患者的口鼻处，听其呼吸的气流声（**一呼一吸为 1 次**），计数 1 分钟。正常成人静息状态下呼吸节律基本上均匀而整齐，病理情况下可出现呼吸节律的变化。

4. 血压

（1）测量方法：常用血压计来间接测量血压，以汞柱式血压计最常用。血压间接测量可分为诊室血压测量（office blood pressure monitoring，OBPM）、动态血压测量（ambulatory blood pressure measurement，ABPM）和家庭血压测量（home blood pressure measurement，HBPM），其中 OBPM 是最常用的血压测量方法，也是目前诊断高血压、评估疗效的基本方法，但 OBPM 不能反映 24 小时血压变化。

视频：血压测量

根据 Korotkoff 5 期法判断血压值。第 1 期（响亮的拍击声）代表收缩压（systolic bloodpressure，SBP），第 5 期（声音消失）前的血压为舒张压（diastolic blood pressure，DBP），收缩压与舒张压之差为脉压（pulse pressure，PP）。OBPM 方法如下。

1）患者取坐位或仰卧位，裸露上臂，将袖带缠于上臂（袖带下缘距离肘窝 2～3 cm），上臂、血压计与心脏水平一致。

2）触及肱动脉搏动，将听诊器胸件置于肱动脉搏动明显处（切不可将听诊器胸件插入袖带内）。

3）**充**气至动脉搏动消失，再升高 20～30 mmHg。

4）然后缓慢**放**气；听到 Korotkoff 音第一音的数值为收缩压，听到消失音的数值为舒张压。

5）休息 1 分钟，重复测量 1 次，取平均值报告。如果收缩压或舒张压 2 次结果相差达 5 mmHg 以上，应测量第 3 次，取 3 次血压值的平均值报告。

6）如实记录血压值，尾数以 0 mmHg、2 mmHg、4 mmHg、6 mmHg、8 mmHg 表示。

（2）注意事项：由于血压测量的影响因素较多，应特别注意以下几点。

1）充分做好测量前的各项准备工作（以汞柱式血压计为例）：血压测量前的准备工作如下。

①医生穿好白大衣，戴好帽子、口罩，洗手。

②检查室内应安静、舒适、温暖。

③准备好听诊器、血压计。

④测量前 30 分钟禁止患者吸烟和饮用含有咖啡因的饮料，并至少休息 5～10 分钟。

⑤充分暴露被测量的上肢，且被测量上肢无动静脉瘘、无动脉切开遗留的瘢痕和水肿。

⑥触诊肱动脉以保证有搏动。

⑦被测量上肢的肱动脉与心脏处于同一水平（坐位时将手臂放置于检查桌上，且比腰部稍高；站立位时手臂则置于中胸部的高度），将袖带均匀紧贴皮肤缠于上臂，使其下缘在肘窝上 2～3 cm。

⑧医生触及肱动脉搏动后，将听诊器胸件置于搏动的肱动脉上，准备听诊。

2）选择合适的袖带，肥胖的人用宽袖带，儿童用窄袖带，以最大限度减少测量误差。

3）重复测量时应将袖带内气体完全排空后 1 分钟再测量。

4）第 4 期通常持续 5～10 mmHg，若大于 20 mmHg，应将变音和声音消失的汞柱数值分别记录，如 150/90/60 mmHg。若仅有变音而无声音消失，则以变音的数值为舒张压。

二、皮肤与淋巴结检查

（一）皮肤检查

注意事项：①检查方法以视诊为主，辅以触诊；②室内自然光线充足；③必要时医生戴无菌手套；④检查内容包括颜色、弹性、湿度、温度，有无皮损、水肿、结节、毛发分布及指甲等。

（二）淋巴结

淋巴结分布于全身，一般体格检查仅能检查身体各部分表浅的淋巴结。

1. 表浅淋巴结分布　表浅淋巴结常呈组群分布，一个组群的淋巴结收集一定区域的淋巴液。

2. 检查顺序　表浅淋巴结的检查应在身体相应部位的检查过程中一并进行，为了避免遗漏，应特别注意淋巴结检查的顺序，一般为耳前、耳后、枕部、颌下、颏下、颈前、颈后、锁骨上、腋窝、滑车上、腹股沟、腘窝。

视频：头颈部、腋窝及滑车上淋巴结检查

3. 检查方法　通常采用视诊和触诊方法。①视诊不仅要注意局部变化，如皮肤是否隆起、皮肤颜色，有无皮疹、瘢痕、瘘管等，还要注意全身状态。②触诊是检查淋巴结的主要方法。医生将示指、中指和环指并拢，其指腹平放于被检查部位的皮肤上进行滑行触诊（连同皮肤一起滑行）。

（1）检查颈部淋巴结：请患者取坐位，医生站在患者背后，手指紧贴检查部位，由浅及深进行滑行触诊。触诊时嘱患者头稍低，或偏向检查侧，以使皮肤或肌肉松弛，便于触诊。

（2）检查锁骨上淋巴结：请患者取坐位或仰卧位，头部稍向前屈，医生用双手进行触诊，左手触诊右侧，右手触诊左侧，由浅部逐渐触诊至锁骨后深部（图4-1）。

（3）检查腋窝淋巴结：医生应以手扶患者前臂并稍外展，以右手检查左侧，以左手检查右侧。由浅及深，按尖群、中央群、胸肌群、肩胛下群和外侧群的顺序进行触诊（图4-2）。

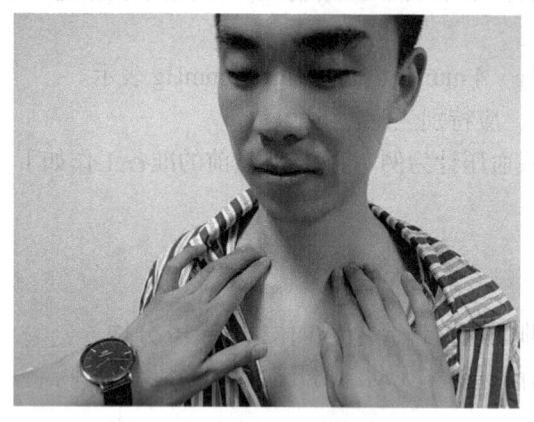

图4-1　锁骨上淋巴结触诊方法

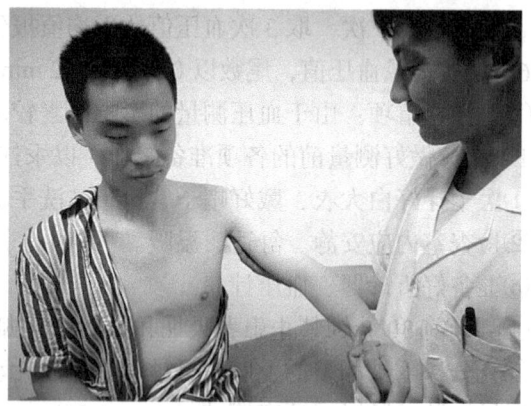

图4-2　腋窝淋巴结触诊方法

（4）检查滑车上淋巴结：医生以右手扶托患者右前臂，并嘱其稍屈肘，医生的左手小指抵在肱骨内上髁，中间三指在肱二头肌与肱三头肌肌间沟内，由上而下滑行触诊。采用右手检查左侧（图4-3）。

（5）检查腹股沟淋巴结：应先查上群，后查下群（图4-4）。

4. 检查内容　触诊到淋巴结时，应注意其部位、大小、数量、硬度、压痛、活动度、有无粘连，局部皮肤有无红肿、瘢痕、瘘管等。同时注意寻找引起淋巴结肿大的原发病灶。

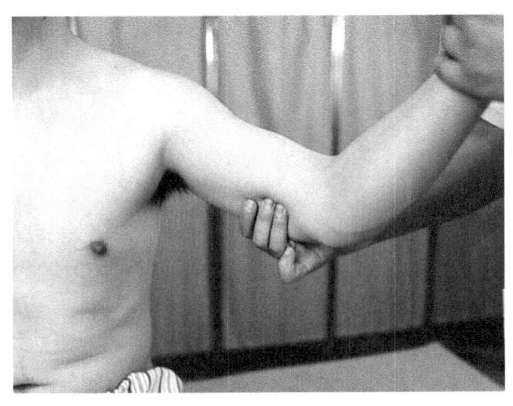 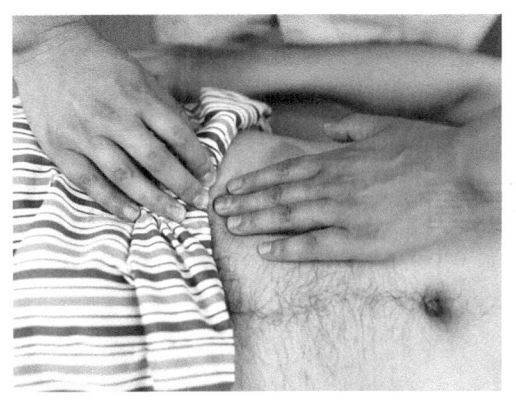

图 4-3　滑车上淋巴结触诊方法　　　　　图 4-4　腹股沟淋巴结触诊方法

第五章　头颈部检查

一、头部检查

（一）头发与头皮

1. 头发

（1）注意颜色、疏密度、脱发的类型与特点。注意染发、烫发因素的影响。

（2）注意病变发生部位、形状与头发改变的特点。

2. 头皮　用手循一定顺序分开头发，仔细观察头皮颜色、头皮屑，有无头癣、疖痈、外伤、血肿及瘢痕等。

（二）头颅

头颅的检查方法主要是视诊和触诊。

1. 视诊　应注意其大小、外形变化和有无异常活动。

2. 触诊　医生用双手仔细触摸头颅的每一个部位，了解其外形、有无压痛和异常隆起。

3. 测量头围　头颅的大小以头围来衡量。测量方法：①患者取坐位、站立位或仰卧位；②医生以软尺自眉间绕到颅后通过枕骨粗隆（图 5-1）。

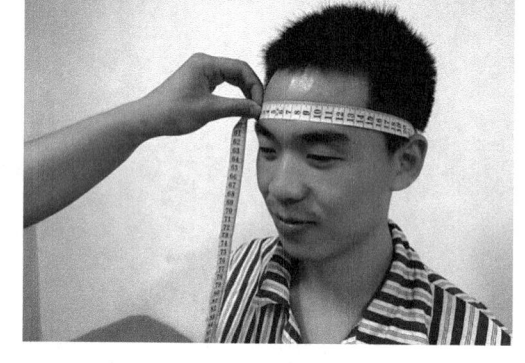

图 5-1　头围的测量

（三）颜面及其器官

1. 眼

（1）采用粗测法检查患者的视力。

（2）观察眉毛有无脱落或特别稀疏。眉毛外 1/3 过于稀疏或脱落见于黏液性水肿或腺垂体功能减退症；特别稀疏或脱落多见于麻风病。

（3）观察眼睑有无睑内翻、上睑下垂、眼睑闭合障碍、眼睑水肿，有无包块、压痛、倒睫等。

（4）检查泪囊有无分泌物，观察结膜有无苍白、充血、水肿、黄染，有无分泌物等。

1）泪囊检查方法：①嘱患者取坐位或仰卧位，并嘱其向上看；②医生用双手拇指轻压患者双眼内眦下方，即骨性眶缘下内侧，挤压泪囊，同时观察有无分泌物或泪液自上、下泪点溢出。

2）结膜检查方法：①嘱患者取坐位或仰卧位；②医生用右手检查患者左眼，左手检查右眼，用示指和拇指捏住上睑中外 1/3 交界处的边缘，嘱患者向下看，此时轻轻向前下方牵拉眼睑边缘，然后示指向下压迫睑板上缘，与拇指配合向上捻转睑缘。

翻转眼睑时动作要轻巧、柔和，以免引起患者的痛苦和流泪。检查后，轻轻向前下牵拉上睑同时嘱患者向上看，即可使眼睑恢复正常位置。

（5）观察眼球的形状与运动：①检查眼球有无突出或凹陷，双侧眼球突出见于甲亢，且除突眼外还有其他眼征（表5-1）。单侧眼球突出多由于局部炎症或眶内占位性病变所致，偶见于颅内病变。②检查眼球运动情况（检查6条眼外肌的运动功能）和眼球震颤。

表5-1 甲亢眼征的表现

眼征	表现
Stellwag 征	瞬目减少
Graefe 征	眼球下转时上睑不能相应下垂
Mobius 征	表现为集合运动减弱，即目标由远处逐渐移近眼球时，两侧眼球不能适度内聚
Joffroy 征	上视时无额纹出现

1）眼球运动检查方法：①患者取坐位或仰卧位；②医生将目标物（棉签或手指尖）置于患者眼前30～40 cm处，嘱患者固定头位，眼球随目标物方向移动，一般按左、左上、左下、右、右上、右下6个方向的顺序进行。

2）眼球震颤检查方法：①患者取坐位或仰卧位；②嘱患者眼球随医生手指所示方向（水平和垂直）运动数次，观察是否出现震颤。

视频：眼睛的相关检查

（6）观察角膜有无云翳、白斑、软化、溃疡、新生血管等，注意有无Kayser-Fleischer(凯-费)环。

（7）观察巩膜有无黄疸、出血等。血液中胡萝卜素、阿的平等黄色色素成分增多时，也可引起皮肤、黏膜黄染，但其表现与黄疸时的巩膜有区别，黄染一般只出现于角膜周围或此处最明显。

（8）观察瞳孔的大小、形状、位置，双侧是否等大、等圆，对光反射、调节反射与集合反射等。瞳孔的反射检查方法见表5-2、图5-2至图5-4。

表5-2 瞳孔的反射检查方法与正常反应

反射	检查方法	正常反应
直接对光反射	用光线直接照射瞳孔并观察瞳孔的变化	当受到光线刺激后瞳孔立即缩小，移开光线后瞳孔迅速复原
间接对光反射	医生以一手挡住光线，以免影响检查眼，用光线照射一侧瞳孔，观察另一侧瞳孔变化	照射一侧时，另一侧瞳孔立即缩小；移开光线后，则瞳孔扩大
调节反射	嘱患者注视1 m以外的目标，然后将目标逐渐移向眼球（距眼球5～10 cm）	瞳孔逐渐缩小
集合反射	嘱患者注视1 m以外的目标，然后将目标逐渐移向眼球（距眼球5～10 cm）	瞳孔缩小同时伴有双侧眼球向内集合

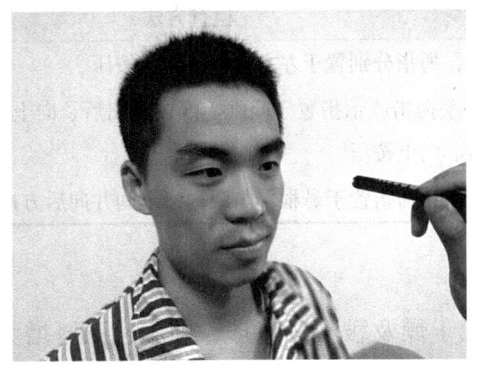

图5-2 直接对光反射的检查

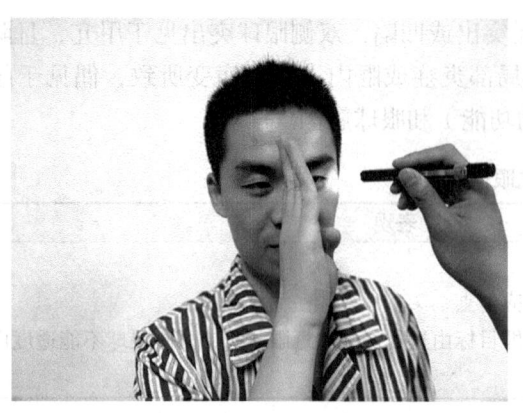
图 5-3　间接对光反射的检查

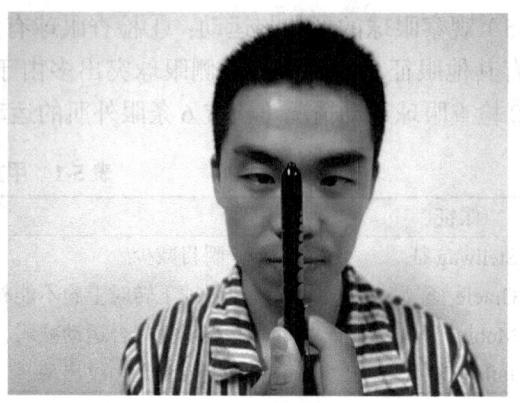
图 5-4　集合反射的检查

2. 耳

（1）观察耳郭的外形、大小、位置和对称性，是否有发育畸形、外伤瘢痕、红肿、瘘口、低垂耳等。观察是否有结节、红肿，牵拉和触诊耳有无疼痛。

（2）注意外耳道皮肤是否正常，有无溢液，外耳道有无红肿、疼痛和牵拉痛，有无脓液流出，有无外耳道瘢痕狭窄、耵聍或异物等。

（3）观察鼓膜是否穿孔，注意穿孔位置。耳郭后方皮肤有无红肿，乳突有无压痛。

（4）采用粗测法了解患者的听力。检查方法：①在安静的室内，嘱患者取坐位、闭目，并用手指堵塞一侧耳道；②医生持手表或以拇指与示指互相摩擦，自1m以外逐渐移近患者耳部，直到患者听到声音为止，测量距离。采用同样的方法检查另一耳。比较两耳的检查结果，并与正常人的听力进行对照。

3. 鼻

（1）体位：嘱患者取坐位或仰卧位，医生站在患者右侧。

（2）外形：观察鼻部外形及皮肤颜色有无变化，有无鼻翼扇动（吸气时鼻孔开大，呼气时鼻孔回缩）。

（3）鼻腔检查：①嘱患者取坐位或仰卧位；②医生站在患者右侧，嘱患者头部稍往后仰，医生用手指将患者鼻尖轻轻上推，借助手电光，检查鼻中隔有无偏曲，鼻黏膜及分泌物等。

（4）鼻道通气状态检查：①嘱患者取坐位或仰卧位；②医生站在患者右侧，用手指压闭患者一侧鼻翼，嘱其吸气，以判断通气状态。用同样方法检查另一侧鼻孔。

（5）鼻窦检查：检查鼻窦区有无压痛，并注意两侧对比。鼻窦区压痛的检查方法见表5-3。

表 5-3　鼻窦区压痛的检查方法

鼻窦	检查方法
上颌窦	双手固定于患者两侧耳后，拇指分别置于左右颧部并向后按压
额窦	一手扶持患者枕部，另一手拇指或示指置于眼眶上缘内侧向后、向上按压。或以两手固定头部，双手拇指置于眼眶上缘内侧向后、向上按压
筛窦	双手固定患者两侧耳后，双手拇指置于鼻根部与眼内眦之间并向后方按压

4. 口

（1）观察口唇颜色，有无干燥及皲裂、疱疹、肿胀、肥厚增大、唇裂，口角有无糜烂及歪斜等。

（2）在充分的自然光线下或借助手电光检查口腔黏膜。观察有无出血点、溃疡、充血、肿胀、瘀斑、蓝黑色色素沉着等。检查口底黏膜和舌底部时，请患者上翘舌头并触及硬腭。由于口底组织比较松软，有时需要用触诊法才能触及口底新生物，颌下腺导管结石也最好用触诊法检查。

视频：咽部的检查

腮腺管检查方法：①嘱患者取坐位或仰卧位，头部放松于解剖位，张口；②医生将一手1~2指指尖置于相当于上颌第二磨牙处的颊黏膜处，触诊导管开口，另一手置于颊部向内按压（即双手触诊）。涎石病：有明显触痛，可伴有腮腺管口肿胀和脓性分泌物。

（3）注意有无龋齿、残根、缺齿和义齿。牙齿的色泽与形态变化也具有重要的临床意义。

（4）检查有无牙龈水肿、牙龈缘出血、牙龈挤压后溢脓、铅线、黑褐色点线状色素沉着等。

（5）观察舌质、舌苔变化及舌的活动状态。

（6）观察咽部黏膜有无充血、红肿，有无分泌物增多等。咽部的检查方法：①嘱患者取坐位，头略后仰，张大口并发"啊"音；②医生用压舌板在舌的前2/3与后1/3交界处迅速下压，此时软腭上抬，在照明的配合下观察软腭、腭垂（悬雍垂）、软腭弓、扁桃体、咽后壁等情况（图5-5）。

扁桃体肿大分为3度：①不超过咽腭弓者为Ⅰ度；②超过咽腭弓者为Ⅱ度；③达到或超过咽后壁中线者为Ⅲ度。

（7）注意口腔有无特殊气味，如臭味、腥臭味、血腥味、烂苹果味、尿味、肝臭味、组织坏死的臭味、大蒜味等。

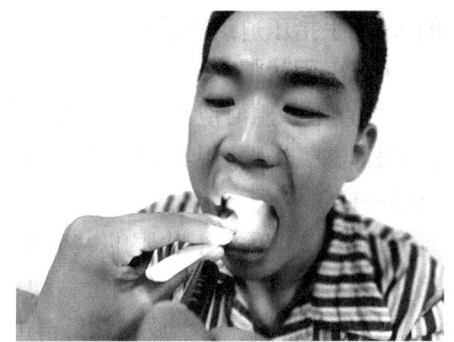

图 5-5 扁桃体的检查

二、颈部检查

（一）一般检查

1. 注意颈部分区 观察颈前三角和颈后三角有无异常。

2. 观察颈部姿势与运动 特别是颈部静态与动态时的改变，有无抬头困难、头部向一侧偏斜、运动受限且伴有疼痛、颈强直等。

3. 观察颈部皮肤 注意颈部皮肤有无蜘蛛痣、感染（疖、痈、结核）及其他局限性或广泛性病变，如瘢痕、瘘管及各种皮肤病等。

4. 注意颈部包块 注意有无包块及其部位、数量、大小、质地、活动度，有无压痛。检查时请患者做吞咽动作，可以鉴别肿大甲状腺和甲状腺来源的包块与颈前其他包块。

（二）颈部血管

观察颈部静脉有无充盈或曲张，颈动脉有无异常搏动，听诊有无杂音等。

1. 视诊

（1）颈静脉检查

1）患者取立位或坐位，观察颈静脉充盈及搏动。

2）再请患者取平卧位，可稍见颈静脉充盈，充盈的水平仅限于锁骨上缘至下颌角距离的下2/3以内，亦不见颈静脉搏动。

3）颈静脉充盈超过上述水平，称为颈静脉怒张。

（2）颈动脉检查

1）患者取坐位或平卧位，观察颈动脉有无搏动。

2）正常人安静时不易看到搏动，只在剧烈活动后心搏出量增加时才可见到。安静时见到明显搏动，见于主动脉瓣关闭不全、高血压、甲状腺功能亢进和严重贫血等。

（3）肝颈静脉回流征

1）患者取仰卧位（头下垫一枕），颈静脉怒张者将床头抬高 30°～45°。

2）医生将右手掌紧贴患者右上腹部肝区，逐渐按压并持续 10 秒，同时观察颈静脉有无怒张及怒张的程度。

2. 听诊

（1）患者取坐位或卧位。

（2）将听诊器胸件放置于其颈部大血管区及锁骨上窝听诊。

（3）若在颈部大血管区听到血管性（收缩期）杂音，考虑为颈动脉或椎动脉狭窄；若在右锁骨上窝听到连续性"嗡鸣"样杂音，可能为颈静脉流入上腔静脉口径较宽的球部所产生（系生理性的），用手指压迫颈静脉后可消失。

（三）甲状腺

检查甲状腺时应注意：①先视诊，后触诊，再听诊；②寻找环状软骨和甲状软骨的标志；③观察甲状腺的位置；④采用浅部触诊方法，压力不要过大（像触诊淋巴结一样）。

视频：甲状腺的检查

1. 视诊 观察甲状腺的大小和对称性。如有甲状腺肿大，嘱患者做吞咽动作，此时甲状腺可随吞咽动作向上移动，可与颈前部其他包块相鉴别。若不易鉴别，可请患者头向后仰、两手放在枕后再进行观察。

2. 触诊 触诊比视诊更能明确甲状腺的轮廓及病变的性质，主要检查甲状腺的轮廓、大小、质地以及活动度。

（1）甲状腺峡部：患者取坐位，医生站在患者前面用拇指，或站在患者后面用示指，从胸骨上切迹向上触诊，可触及气管前软组织。嘱患者做吞咽动作，可感到此软组织在手指下滑动，判断有无增厚和肿块（图 5-6）。

（2）甲状腺侧叶

1）前面触诊（图 5-7）：①患者取坐位或仰卧位；②医生站在患者前面，一手拇指施压于一侧甲状软骨，将气管推向对侧，另一手示指、中指在对侧胸锁乳突肌后缘向前推挤甲状腺侧叶；拇指在胸锁乳突肌前缘触诊，配合吞咽动作，重复检查，可触及被推挤的甲状腺。采用同样方法检查另一侧甲状腺。

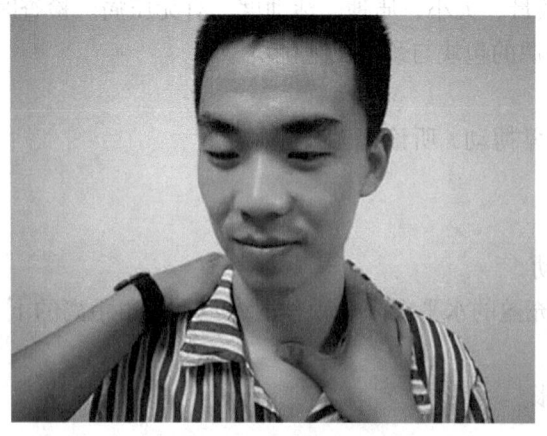

图 5-6 甲状腺峡部检查

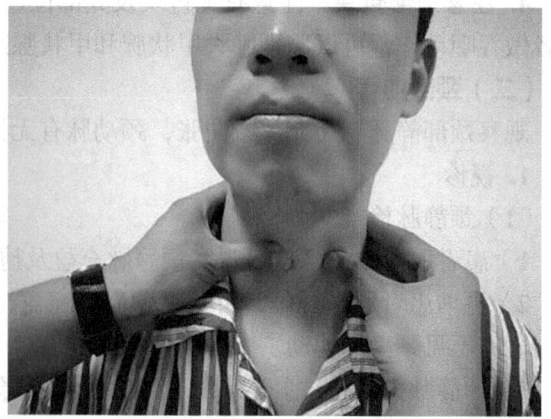

图 5-7 甲状腺触诊（前面）

2）后面触诊（图 5-8）：患者取坐位，医生站在患者后面，一手示指、中指施压于一侧甲状软骨，将气管推向对侧，另一手拇指在对侧胸锁乳突肌后缘向前推挤甲状腺，示指、中指在其前缘触诊甲状腺。配合吞咽动作，重复检查。采用同样方法检查另一侧甲状腺。

甲状腺肿大可分3度：不能看出肿大但能触及者为Ⅰ度；能看到肿大又能触及，但在胸锁乳突肌以内者为Ⅱ度；超过胸锁乳突肌外缘者为Ⅲ度（图5-9）。

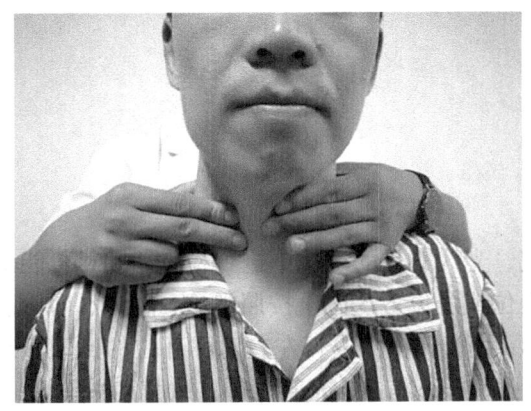

图5-8 甲状腺触诊（后面）

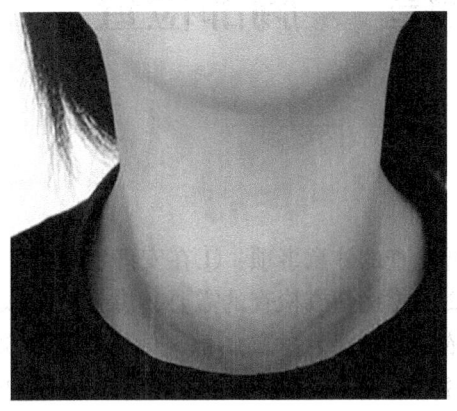

图5-9 甲状腺肿大

3. 听诊 当触到甲状腺肿大时，采用钟型听诊器胸件直接听诊甲状腺，检查有无杂音。

（四）气管

检查气管有无移位。①患者取舒适坐位或仰卧位，颈部保持自然正中位；②医生站在患者右侧，将示指与环指分别置于两侧胸锁关节上，以中指在胸骨上窝进行触诊；触到气管后，将中指放在气管前正中部位观察中指是否处于示指与环指正中间，若两侧距离不等，则提示气管有移位（图5-10）。

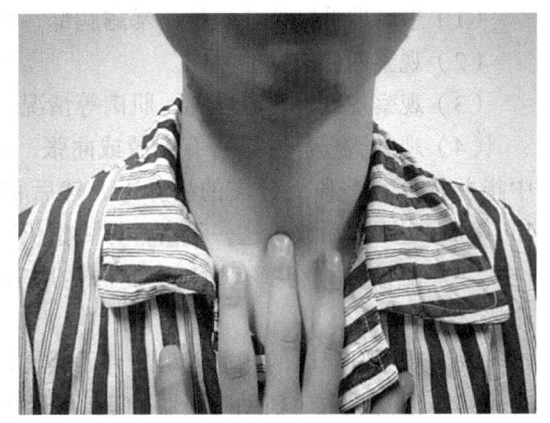

图5-10 气管检查方法

第六章　胸部检查

胸部检查的注意事项：①在安静、温度适宜、光线充足的环境下进行检查，并尽可能暴露全部胸廓；②根据病情或检查的需要，患者可采取坐位或卧位；③医生按照视诊、触诊、叩诊、听诊的顺序，依次检查患者的前胸部、侧胸部及背部（后胸部）；④进行左右对称部位的比较；⑤胸部检查的内容主要包括胸廓外形、胸壁、乳房、胸壁血管、纵隔、支气管、肺、胸膜和心脏等。

一、胸壁、胸廓与乳房检查

（一）胸壁检查

（1）患者取仰卧位或坐位，暴露胸部，并遮盖其他部位。

（2）观察两侧胸壁的异同。

（3）观察皮肤、营养状况、肌肉等情况，有无损伤、瘀斑、瘢痕等。

（4）观察胸壁静脉是否有充盈或曲张，若有静脉曲张或充盈，应检查血流方向。将右手示指和中指并拢压在一段无分支的静脉上，然后将一手指沿着静脉压紧并向外移动，将静脉内的血流挤出，到一定距离后放松这一手指，另一指仍紧压静脉，观察这一段静脉充盈的快慢。

（5）触诊检查胸壁有无压痛。医生用右手拇指指腹或右手中间三指指腹轻压胸壁，观察有无压痛。

（6）观察呼吸时的胸壁运动，有无反常运动和不对称膨隆等。

（7）注意吸气时辅助呼吸肌的运动和肋间隙的收缩幅度，有无肋间隙凹陷、肋间隙膨隆，有无胸壁膨隆或凹陷。

（二）胸廓检查

（1）暴露胸部，观察胸廓两侧是否对称及胸廓前后径与左右横径之比，有无扁平胸、桶状胸、佝偻病胸。

（2）观察胸部有无单侧及局限性变形、畸形。胸廓畸形的特点及临床意义见表6-1。

表 6-1　胸廓畸形的特点及临床意义

畸形	特点及临床意义
扁平胸	胸廓呈扁平状，前后径小于左右径的一半，常见于瘦长体型者或慢性消耗性疾病（如肺结核等）患者
桶状胸	胸廓前后径增加，有时与左右径几乎相等或超过左右径，呈圆桶状。常见于严重肺气肿患者，亦可见于老年人或矮胖体型者
胸廓一侧变形	①胸廓一侧平坦或下陷常见于肺不张、肺纤维化、广泛性胸膜增厚和粘连等 ②胸廓一侧膨隆常见于大量胸腔积液、气胸，或一侧严重代偿性肺气肿

续表

畸形	特点及临床意义
胸廓局部隆起	胸廓局部隆起见于心脏明显增大、大量心包积液、主动脉瘤及胸内或胸壁肿瘤等，还见于肋软骨炎、肋骨骨折等
脊柱畸形引起的胸廓改变	①严重的脊柱前凸、后凸或侧凸，可导致胸廓两侧不对称，肋间隙增宽或变窄，胸腔内器官与体表标志的关系发生改变 ②脊柱结核或外伤等严重脊柱畸形所致的胸廓外形改变，可引起呼吸、循环功能障碍
佝偻病胸	①佝偻病串珠：胸骨两侧各肋软骨与肋骨交界处常隆起，形成串珠状 ②肋膈沟：下胸部前面的肋骨外翻，沿膈附着部位的胸壁向内凹陷形成的沟状带 ③漏斗胸：胸骨剑突处明显内陷，形似漏斗状 ④鸡胸：胸廓的前后径略长于左右径，其上下距离较短，胸骨下端前凸，胸廓前侧胸壁肋骨凹陷

（三）乳房检查

（1）注意事项：①保护患者的隐私，于独立诊室内进行检查；②应充分暴露乳房；③先视诊，再触诊，按正确的顺序全面检查；④除检查乳房外，还应检查引流乳房部位的淋巴结，以免发生漏诊；⑤最佳检查时间是月经后第5~7天。

（2）患者取坐位，双手置于身体两侧，充分暴露胸部。

（3）观察乳房大小，两侧是否对称，乳房皮肤有无发红、水肿及回缩变化。乳房皮肤回缩检查方法：①嘱患者做能使胸肌收缩、乳房悬韧带拉紧的上肢动作（如双手上举过头、双手互相推压掌面或双手推压两侧髋部）；②仔细观察乳房皮肤有无回缩。

（4）观察乳头大小和形态，应注意乳头的位置、大小，两侧是否对称，有无倒置或内陷。

（5）触诊乳房，检查乳房的硬度和弹性，有无结节及压痛。检查方法：①患者取坐位时，先双臂下垂，然后高举过头或双手叉腰。患者取仰卧位时，可用一小枕头抬高肩部，使乳房能较对称地位于胸壁上；②医生站在患者的右侧，先检查健侧，后检查患侧；手指和手掌平置于乳房上，用指腹轻施压力，以旋转或来回滑行进行触诊。为便于检查和记录，通常以乳头为中心作一垂直线和水平线，将乳房分为4个象限，依次按外上、外下、内下、内上4个象限的顺序，由浅入深地进行触诊。

（6）触诊乳晕和乳头，医生用拇指和示指轻轻挤压乳头，观察乳头有无分泌物和渗液。

（7）触诊腋窝淋巴结。

二、肺与胸膜检查

（一）视诊

仔细观察呼吸运动类型，有无胸式呼吸减弱、腹式呼吸增强，或腹式呼吸减弱而胸式呼吸增强。

视频：肺及胸膜的触诊

（二）触诊

检查胸廓扩张度、语音震颤和胸膜摩擦感。

1. 胸廓扩张度 常在前胸部和后胸部进行检查。

（1）前胸部：①请患者取坐位或仰卧位；②医生双手拇指分别沿两侧肋缘指向剑突，拇指尖在前正中线两侧对称部位，两拇指间留有一块松弛的皮褶（约2 cm），将手掌和其余伸展的手指置于前侧胸壁，请患者用力深呼吸，观察拇指随胸廓扩展而分开的距离，并感受呼吸运动的范围和对称性（图6-1）。

（2）后胸部：①请患者取坐位；②医生站在患者的背后，双手拇指在患者第10肋水平，平行、对称地放于患者脊柱两侧数厘米处，向脊柱方向推挤皮肤，其余手指掌面置于胸廓两侧对称部位，嘱患者用力深吸气，观察双手拇指随胸廓扩展而分开的距离，并感受呼吸运动的范围和对称性（图6-2）。胸廓扩张度变化的临床意义见表6-2。

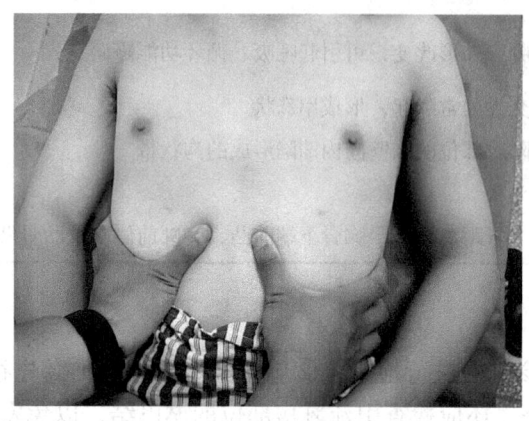

图6-1　胸廓扩张度检查方法（前胸部）

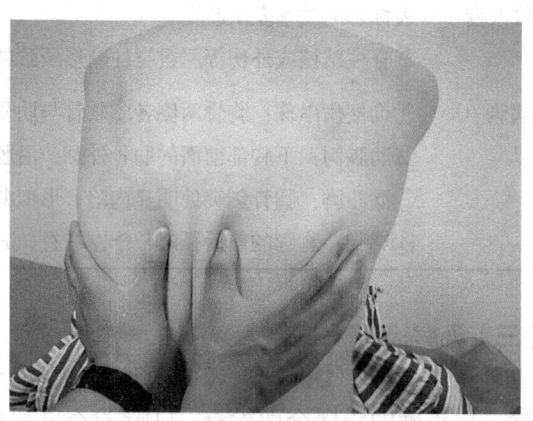

图6-2　胸廓扩张度检查方法（后胸部）

表6-2　胸廓扩张度变化的临床意义

变化	临床意义
一侧胸廓扩张度减小	见于大量胸腔积液、气胸、胸膜粘连、胸膜增厚和肺不张等
双侧胸廓扩张度减小	见于阻塞性肺气肿、双侧胸膜炎及胸膜增厚等
双侧胸廓扩张度增大	见于呼吸运动增强，如发热、代谢性酸中毒，以及大量腹水、肝脾大、腹腔内巨大肿瘤、急性腹膜炎等所致的胸式呼吸代偿性增强

2. 语音震颤　①请患者取坐位或仰卧位，平静呼吸；②医生将左右手掌的尺侧缘或掌面轻放于患者两侧胸壁的对称部位（图6-3），然后嘱患者用相同的强度重复发"yi"的长音，自上而下，从内到外，交叉比较两侧相应部位语音震颤的差异（一般检查上、中、下三个部位），注意语音震颤有无增强或减弱。后胸部触觉震颤检查的部位见图6-4。

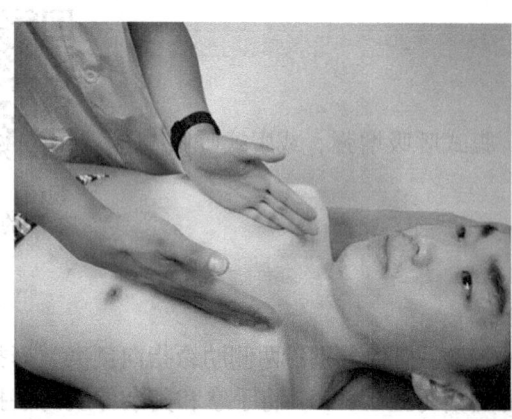
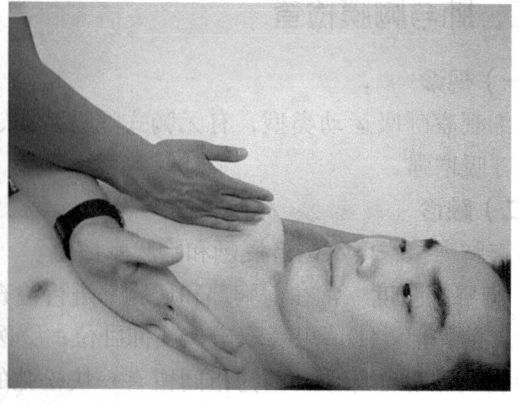

图6-3　语音震颤检查方法

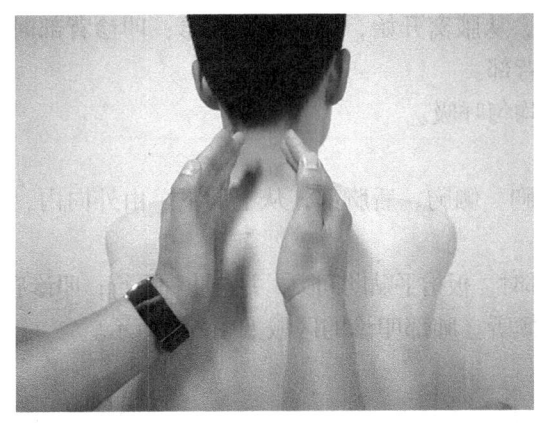

图 6-4 语音震颤检查部位（后胸部）

语音震颤的强弱取决于气管、支气管的通畅程度以及胸壁传导情况。正常人语音震颤的强弱与发音强弱、音调高低、胸壁的厚薄以及支气管至胸壁的距离等因素有关。生理情况下语音震颤的变化见表 6-3。语音震颤病理性变化的临床意义见表 6-4。

表 6-3 生理情况下语音震颤的变化

增强	减弱	增强	减弱
成年男性	成年女性	前胸上部	前胸下部
成人	儿童	右胸上部	左胸上部
消瘦者	肥胖者	肩胛间区及左右胸骨旁第 1、2 肋间隙	肺底

表 6-4 语音震颤病理性变化的临床意义

变化	临床意义
增强	①肺实变，如大叶性肺炎实变期、大片肺梗死等
	②肺空洞，特别是靠近胸壁的肺内大空腔，如肺结核和肺脓肿空洞等
	③压迫性肺不张
减弱或消失	①肺泡内含气量过多，如肺气肿
	②支气管阻塞，如阻塞性肺不张
	③大量胸腔积液或气胸
	④胸膜高度增厚、粘连
	⑤胸壁皮下气肿或皮下水肿

3. 胸膜摩擦感 检查方法：①请患者取仰卧位；②医生两手掌平放在患者的胸廓下前侧部，嘱患者做深呼吸运动，如触及皮革相互摩擦的感觉，即为胸膜摩擦感。通常于呼气、吸气两相均可触及，屏住呼吸时则消失，有时只能在吸气末触及。胸膜摩擦感于胸廓下前侧部或腋中线第 5、6 肋间最易触及。

（三）叩诊

叩诊可确定肺边界和肺部含气量、液体含量及实变范围，叩诊可发现 4.0～7.5 cm 深的病变。

1. 叩诊方法 胸部叩诊的方法有间接叩诊法和直接叩诊法。

（1）叩诊前胸时，请患者取仰卧位或坐位，胸部稍前挺；叩诊侧胸时，患者取

视频：胸部叩诊

坐位，双手上抬并置于枕后，从腋窝开始，由上而下叩诊；叩诊背部时，患者取坐位，双手抱肘或放在膝盖上，医生站在患者背部。

（2）请患者放松肌肉，均匀呼吸。

（3）寻找肋间。

（4）检查顺序依次为前胸、侧胸、后胸部，从上而下、由外向内，两侧对比，逐个肋间（肩胛间区除外）进行检查。

（5）叩诊前胸部和后胸部时，板指平贴肋间隙，并与肋骨平行；叩诊肩胛间区时板指可与脊柱平行。

（6）叩诊时注意感觉及倾听。肺部叩诊的区域如图 6-5 所示。

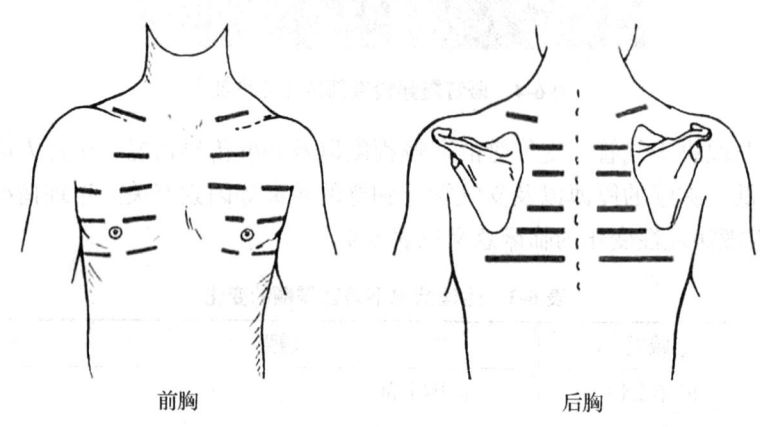

图 6-5　肺部叩诊和听诊的区域

2. 叩诊音　正常胸部叩诊呈清音，由于受肺的含气量多少、胸壁的厚薄及邻近器官等多种因素影响，叩诊音存在一定的生理性差异（表 6-5）。当患者不能取坐位时，侧卧位叩诊背部时也可因床垫的挤压、体重及腹腔脏器的影响而产生浊音区。

表 6-5　生理性叩诊音变化及其原因

叩诊音变化	原因
前胸上部较下部相对稍浊	肺上叶的体积较下叶小，含气量较少，且上胸部的肌肉较厚
右肺上部相对稍浊	右肺上叶较左肺上叶小，且惯用右手者右侧胸大肌较左侧发达
背部较前胸部稍浊	背部的肌肉、骨骼层次较多
右侧腋下部稍浊	肝的影响
左侧腋前线下方呈鼓音	胃泡鼓音区的影响

3. 注意事项　影响叩诊音的因素：胸壁组织的厚薄、胸壁骨骼支架的大小和肺内含气量、肺泡的弹性和张力等均可影响叩诊音（表 6-6）。

表 6-6　影响叩诊音的因素

部位	因素
胸壁	胸壁组织增厚，如皮下脂肪较多、肌肉层较厚、乳房较大、水肿等，均可使叩诊音变浊
胸廓	胸廓的骨骼支架增大，可增强共鸣作用。肋骨软骨钙化时，胸廓变硬，可使叩诊振动向周围扩散的范围增大
胸腔	胸腔积液可影响叩诊的振动与声音的传导
肺泡	肺泡的含气量、张力、弹性的改变。如深吸气时，肺泡张力增加，叩诊音音调增高

4. 肺界叩诊

（1）肺上界：即肺尖的宽度。①嘱患者取坐位，医生站在患者的背后；②自斜方肌前缘中点开始，采用间接叩诊法，逐渐叩向外侧，当清音变浊音时做一记号；③然后再由斜方肌前缘中点转向内侧，直到清音变为浊音为止，并做一记号；④测量肺尖的宽度；⑤按上述方法叩诊另一肺尖。

（2）肺下界：①嘱患者取仰卧位，医生站在患者右侧，寻找肋间。采用间接叩诊法，自上而下，在左、右锁骨中线上叩诊，由浊音变实音的位置为肺下界。②嘱患者取坐位，分别将左、右手放在头部。医生站在患者的右侧，寻找肋间。采用间接叩诊法，分别在左、右腋中线上，自上而下叩出肺下界。③嘱患者取坐位，嘱其双上肢自然下垂，医生站在患者的背后，找出肩胛下角，从肩胛线上，自上而下，采用间接叩诊法叩诊，由清音变为实音为肺下界。正常人肺下界在上述三条线上分别为第6、第8、第10肋间（或上、下一肋间），两侧对称。

（3）肺下界移动度：即相当于膈的移动范围。①嘱患者取坐位，医生站在患者的背后；②在患者平静呼吸时由肩胛线上叩出肺下界的位置；③嘱患者深吸气后屏住呼吸，立即再向下叩诊，当由清音变为浊音时，即为肩胛线上肺下界的最低点，做标记；④在患者平静呼吸后叩出肺下界；⑤嘱患者深呼气并屏住呼吸，自下向上叩诊，当由浊音变为清音时，即为肩胛线上肺下界的最高点，再做标记。两个标记之间的距离即为肺下界移动度（图6-6）。采用同样方法叩出双侧锁骨中线和腋中线的肺下界移动度。

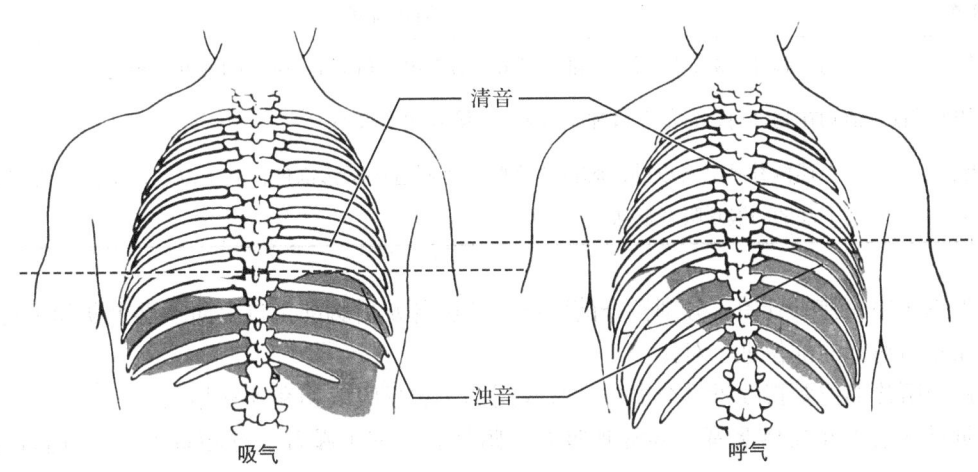

图6-6　肺下界的移动范围

5. 胸部异常叩诊音　在正常肺的清音区范围内出现浊音、实音、过清音或鼓音时，则为异常叩诊音。异常叩诊音的类型取决于病变的性质、范围大小及部位深浅。一般距离胸部表面4 cm以上的深部病灶、直径小于3 cm的小范围病灶或少量胸腔积液时，常不能发现叩诊音的改变。胸部异常叩诊音及其临床意义见表6-7。

表6-7　胸部异常叩诊音及其临床意义

叩诊音	临床意义
浊音	肺部大面积含气量减少，如肺炎、肺结核、肺脓肿、肺梗死及肺硬化等
实音	肺内不含气的占位病变，如肺肿瘤、肺棘球蚴病或囊虫病、未液化的肺脓肿等
过清音	肺张力减弱而含气量增多，常见于肺气肿等

续表

叩诊音	临床意义
鼓音	①胸膜腔积气，如气胸 ②肺内空腔性病变（直径3~4cm），且靠近胸壁，如空洞型肺结核、液化的肺脓肿和肺囊肿等 ③位置表浅且腔壁光滑的巨大空洞、张力性气胸时，局部呈鼓音，又具有金属性回响（空瓮音）
浊鼓音	在肺泡壁松弛、肺泡含气量减少时，局部叩诊可呈现一种兼有浊音和鼓音特点的混合音，见于肺不张、肺炎充血期和消散期、肺水肿

（四）听诊

听诊时应当描述所闻及呼吸音的强度、类型、附加音及来源，对呼吸音强度的描述还应当包括是否存在减弱或消失等。肺部听诊的区域见图6-5。

1. 检查方法

（1）患者取坐位或仰卧位，医生站在患者右侧。嘱患者均匀呼吸，必要时可做深呼吸或咳嗽后立即听诊，更有利于发现呼吸音的变化及附加音。

视频：肺部听诊

（2）选择正确的听诊部位（表6-8）。

表6-8 呼吸音的听诊部位

呼吸音	听诊部位
支气管呼吸音	前胸在胸骨上窝、喉部，背部在第6、第7颈椎和第1、第2胸椎棘突附近
支气管肺泡呼吸音	前胸在胸骨角，背部在肩胛间区第3、第4胸椎水平
肺泡呼吸音	除上述两种呼吸音以外，肺部均为肺泡呼吸音的听诊部位，其中以乳房下部、肩胛下部和腋窝下部的肺泡呼吸音最强

（3）听诊顺序由肺尖开始，分别检查前胸部、侧胸部及后胸部，自上而下逐个肋间进行检查。

（4）在左右对称的部位进行对比。

（5）每个听诊部位要持续听诊至少2个呼吸周期（包括吸气相和呼气相）。

（6）听诊内容有正常呼吸音、异常呼吸音、附加音（如干啰音、湿啰音）、听觉语音和胸膜摩擦音。

2. 正常呼吸音 正常人肺泡呼吸音的强弱与性别、年龄、呼吸的深浅、肺组织弹性的大小及胸壁的厚薄有关（表6-9）。4种正常呼吸音的听诊特点与部位见表6-10。

表6-9 肺泡呼吸音生理性变异

项目	生理性变异
性别	男性较女性为强，男性呼吸运动较强，且胸壁皮下脂肪较少
年龄	儿童较老年人强，因儿童的肺泡弹性好，且胸壁较薄，而老年人肺泡弹性较差
体型	瘦长体型者较矮胖体型者强，因矮胖体型者的胸壁较厚
肺泡组织	肺泡组织较多、胸壁肌肉较薄的部位呼吸音较强，如乳房下部及肩胛下部肺泡呼吸音最强，其次为腋窝下部，而肺尖及肺下缘处最弱

表 6-10　4 种呼吸音的听诊特点与部位

呼吸音	听诊特点	听诊部位
气管呼吸音	粗糙、响亮且高调，吸气相与呼气相几乎相等	胸外气管
支气管呼吸音	音强而调高，吸气相较呼气相短，呼气音较吸气音强且调高	喉部、胸骨上窝，后胸部第6、第7颈椎及第1、第2胸椎附近
支气管肺泡呼吸音	似上齿咬下唇吸气时发出的"fu"音，声音柔和，似吹风样。吸气音强、调高、时相长	除外支气管呼吸音及支气管肺泡呼吸音听诊区域的其余肺野
肺泡呼吸音	吸气音的性质与肺泡呼吸音相似，但音调较高且较响亮。吸气相与呼气相大致相同	胸骨角附近，肩胛间区第3、第4胸椎水平以及肺尖前后部（主支气管）

3. 异常呼吸音　如在正常肺泡呼吸音听诊区内闻及支气管呼吸音，则为异常支气管呼吸音，又称为管状呼吸音，其原因及评价见表 6-11。异常肺泡呼吸音的临床意义见表 6-12。

表 6-11　异常支气管呼吸音的原因及评价

原因	评价
肺组织实变	①当肺组织实变范围较大、位置较表浅时，支气管呼吸音易通过较致密的肺实变组织传导到体表 ②支气管呼吸音的部位、范围和强度与病变的部位、大小和深浅有关。实变的范围越大，位置越浅，其声音越强；反之则较弱
肺内大空腔	当肺内大空腔与支气管相通、其周围肺组织又有实变时，有利于音响的传导，且音响在空腔内产生共鸣而增强，可闻及管状呼吸音
压迫性肺不张	胸腔积液压迫肺而发生压迫性肺不张，因肺组织较致密，有利于支气管音的传导，于积液区上方可闻及支气管呼吸音，但强度较弱且遥远

表 6-12　异常肺泡呼吸音的临床意义

异常肺泡呼吸音	临床意义
肺泡呼吸音增强	双侧增强与呼吸运动及通气功能增强、进入肺泡的空气流量增多或流速加快有关；一侧肺部、胸部病变可导致健侧代偿性肺泡呼吸音增强
肺泡呼吸音减弱或消失	与进入肺泡的空气流量减少或流速减慢及呼吸音传导障碍有关
呼气音延长	由于下呼吸道部分阻塞、痉挛或狭窄，导致呼气的阻力增加，或由于肺组织弹性减退所致
断续性呼吸音	由于肺的局部性炎症或支气管狭窄，导致空气不能均匀地进入肺泡而出现断续性呼吸音，因伴短促的不规则间歇，又称为齿轮呼吸音
粗糙性呼吸音	由于轻度水肿或炎症浸润造成支气管黏膜不光滑或狭窄，导致气流进出不畅而形成粗糙呼吸音
异常支气管肺泡呼吸音	由于肺实变区域小且与正常含气肺组织混合存在，或肺实变部位较深并被正常肺组织覆盖所致

4. 啰音

（1）干啰音：①一种带有乐性的呼吸附加音；②音调较高、持续时间较长；③其强度、性质、部位、数量容易发生变化；④吸气和呼气时均可闻及，但以呼气时明显；⑤发生在主支气管以上大气道的干啰音，有时不用听诊器也可以闻及，称为喘鸣。干啰音的分类及特点见表 6-13。

表 6-13 干啰音的分类及特点

分类	特点
高调干啰音	又称哨笛音。音调高，呈短促的"zhi-zhi"声或带音乐性，呼气时间明显延长。多发生在较小的支气管或细支气管
低调干啰音	又称鼾音。音调低，呈呻吟声或鼾声的性质，多发生在气管或主支气管

（2）湿啰音：①呼吸音以外的附加音；②断续而短暂；③一次常连续多个出现；④于吸气时或吸气末较为明显，有时也出现于呼气早期；⑤部位较恒定；⑥性质不易变；⑦中、细湿啰音可同时存在。湿啰音的分类及特点见表 6-14。

表 6-14 湿啰音的分类及特点

分类	特点
粗湿啰音	又称大水泡音。发生于气管、主支气管或空洞部位，多出现在吸气早期
中湿啰音	又称中水泡音。发生于中等大小的支气管，多出现在吸气中期
细湿啰音	①又称小水泡音。发生于小支气管，多在吸气后期出现 ②肺间质纤维化于深吸气末在肺底部可闻及音调高、近耳、似撕开尼龙扣带时发出的声音，称为 Velcro 啰音
捻发音	①一种极细而均匀一致的湿啰音。多在吸气末闻及，似在耳边用手指捻搓一束头发时所发出的声音 ②老年人或长期卧床的患者，可在肺底闻及捻发音，但在多次深呼吸或咳嗽后可消失

5. 语音共振 语音共振一般在气管和大支气管附近最强，其发生与语音震颤基本相似，但其更为灵敏。

检查方法：①患者取坐位或仰卧位；②医生用听诊器在肺野内听诊，嘱患者用一般强度的声音重复发长"yi"音。检查顺序为由上而下，由前胸、侧胸至后胸部。检查过程中在对称部位听诊，并反复对比两侧对称部位的语音共振。

语音共振的分类与特点见表 6-15。语音共振减弱见于支气管阻塞、胸腔积液、胸膜增厚、胸壁水肿、肥胖及肺气肿等。语音共振增强见于肺实变、肺空洞及胸腔积液（积液上方压迫性肺不张的区域）。

表 6-15 语音共振的分类及特点

分类	特点
支气管语音	强度和清晰度增加，常伴有语音震颤增强、肺部叩诊浊音、支气管呼吸音，常见于肺实变患者
胸语音	一种更强、更响亮的支气管语音，言词清晰可辨，容易闻及。常见于大面积肺实变患者
羊鸣音	语音强度增加，带有鼻音性质，似"羊叫声" ①实变（气道开放）：患者发出"yi"的音，却闻及"ai"的音 ②实变（气道闭塞）：患者发出"yi"的音，无声音 ③胸腔积液：患者发出"yi"的音，无声音，但在积液上方可闻及"ai"的音
耳语音	在正常人用耳语调发出"yi"的声音时，在胸壁上只能闻及非常微弱的声音，但在肺实变时则可闻及增强的、音调较高的耳语音，对诊断肺实变具有一定价值

6. 胸膜摩擦音 胸膜摩擦音见于急性纤维素性胸膜炎、肺梗死、胸膜肿瘤、尿毒症等。

听诊特点：①呼气、吸气均可闻及，一般以吸气末或呼气初较为明显；②屏气时消失；③近在耳边；④深呼吸或加压听诊器胸件时摩擦音可增强；⑤可发生于胸膜的任何部位，但最常见于肺移动度较大的部位，如前下侧胸壁；⑥摩擦音可在短时间内出现、消失或再出现，也可持续数天或更久。

第七章 心脏检查

心脏检查的注意事项：①患者的体位非常重要，一般取仰卧位、左侧卧位或直立坐位（身体不能左右倾斜），根据需要也可采取前倾坐位：仰卧位适合做心前区视诊；左侧卧位（患者身体转向左侧大约20°）可使心尖更贴近胸壁，易于检查心尖部结构；直立坐位可使心底部贴近胸壁，易于检查心底部结构。②应充分暴露患者胸部，不能隔着衣服检查。③检查环境应安静，光线及温度适宜。④医生应全神贯注，按照视诊、触诊、叩诊、听诊的顺序，采用规范的检查手法仔细检查。尽管心血管疾病的诊断技术日新月异，但是心脏的视诊、触诊、叩诊、听诊仍是诊断心血管疾病的基本方法。

一、视诊

（一）视诊方法

（1）患者取仰卧位。
（2）医生站在患者的右侧，两眼与患者胸廓同高，或视线与搏动点呈切线位置。
（3）仔细观察心前区有无隆起和凹陷、心尖搏动和心前区异常搏动。
（4）寻找肋间，确定心尖搏动的位置和心前区的异常变化。

（二）视诊内容

1. 观察心尖搏动的位置　胸壁较厚或女性乳房悬垂时，不易看到心尖搏动，需要结合触诊共同判断。引起心尖搏动位置变化的生理和病理因素见表7-1和表7-2。心脏收缩时心尖向内凹陷，称为负性心尖搏动，见于粘连性心包炎与周围组织有广泛粘连时，又称为Broadbent征。右心室明显增大所致的心脏顺钟向移位、左心室向后移位，也可出现负性心尖搏动。

表7-1　影响心尖搏动位置变化的生理因素

生理因素	位置变化
体位	仰卧位时略上移，左侧卧位时向左移2.0~3.0 cm，右侧卧位时向右移1.0~2.5 cm
体型	超力型心脏呈横位，心尖搏动向上外移至第4肋间。无力型心脏呈垂位，心尖搏动向下内移至第6肋间
呼吸	深吸气时向下移至第6肋间，深呼气时上移
年龄	婴儿和儿童心脏呈横位，心尖搏动在第4肋间锁骨中线偏外处
妊娠	心尖搏动向上移位

表7-2　影响心尖搏动位置变化的病理因素

病理因素	机制	位置变化	临床意义
心脏因素	左心室增大	向左下移位	主动脉瓣关闭不全等
	右心室增大	向左侧移位	二尖瓣狭窄等

续表

病理因素	机制	位置变化	临床意义
心脏因素	左、右心室增大	向左下移位,心浊音界向两侧扩大	扩张型心肌病等
	右位心	正常心尖搏动的镜像位	先天性右位心
心外因素	纵隔移位	心尖搏动移向患侧	一侧胸膜增厚或肺不张等
		心尖搏动移向病变对侧	一侧胸腔积液或气胸等
	膈移位	心尖搏动移向左外侧	大量腹水等
		心尖搏动移向内下,可达第6肋间	严重肺气肿等

2. 心尖搏动的强度变化 生理性因素,如身体消瘦、儿童、肋间隙增宽、剧烈运动、情绪激动时可使心尖搏动增强、搏动范围增大;体胖或肋间隙变窄时心尖搏动减弱、搏动范围减小。引起心尖搏动强度变化的病理因素及原因见表7-3。

表7-3 引起心尖搏动强度变化的病理因素及原因

强度变化	病理因素	原因
增强	心脏疾病	左心室增大
	其他疾病	甲状腺功能亢进、发热、贫血等
减弱	心脏疾病	急性心肌梗死、扩张型心肌病、心包积液、心室扩大等
	其他疾病	左侧大量胸腔积液、积气,肺气肿

3. 观察心前区有无隆起、凹陷和异常搏动 心前区隆起和凹陷的临床意义见表7-4,心前区异常搏动的位置及临床意义见表7-5。

表7-4 心前区隆起和凹陷的临床意义

变化	临床意义
心前区隆起	①心脏增大:多为儿童时期先天性心脏病造成心脏肥大所致,少数见于风湿性心脏病、心肌炎后心肌病
	②鸡胸:多见于佝偻病所致的胸骨前凸
	③心包积液:大量心包积液时可出现心前区饱满
心前区凹陷	胸骨向后移位,可见于Marfan综合征和部分二尖瓣脱垂患者

表7-5 常见心前区异常搏动的位置及临床意义

搏动位置	临床意义
胸骨左缘第2肋间	肺动脉扩张、肺动脉高压、正常青年人(体力活动或情绪激动时)
胸骨左缘第3~4肋间	消瘦、右心室增大
胸骨右缘第2肋间及胸骨上窝	升主动脉及主动脉弓扩张、升主动脉瘤、主动脉弓瘤、主动脉瓣关闭不全、贫血、甲状腺功能亢进
剑突下	右心室增大(如COPD)、腹主动脉瘤

二、触诊

为进一步明确心尖搏动的位置,心前区有无震颤,有无心包摩擦感等,需触诊检查。

(一)触诊方法

1. 中指、示指并拢触诊法 用指腹确定心尖搏动的准确位置、强度和范围(图7-1)。

2. 手掌或手掌尺侧触诊法 触诊有无震颤和心包摩擦感,确定位置,判断心脏搏动时期(图7-2)。

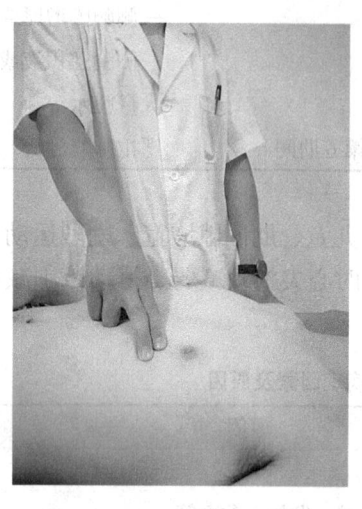　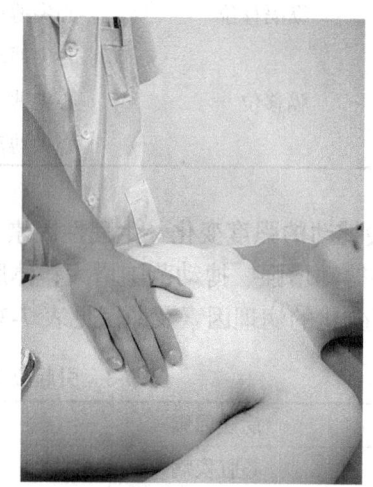

图7-1　心脏触诊方法(中指、示指并拢触诊法)　　图7-2　心脏触诊方法(手掌或手掌尺侧触诊法)

(二)触诊注意事项

(1)患者最好取仰卧位,但触诊心包摩擦感时可取前倾坐位。

(2)触诊的力量应适度,不宜过大,因用力按压可降低手掌触觉感受器的灵敏度,以致触不到震颤或心包摩擦感。

(三)触诊内容

1. 心尖搏动及心前区搏动 进一步明确心尖搏动的位置及其他异常搏动等,具体见表7-6。

表7-6　抬举样心尖搏动与剑突下搏动的检查方法与临床意义

搏动	检查方法与临床意义
抬举样心尖搏动	①医生将手指尖端稍用力按在心尖搏动处,心脏收缩时可使手指端抬起且持续至第二心音开始,是左心室肥厚的可靠体征 ②左心室肥厚但左心室无增大者,抬举样心尖搏动见于锁骨中线内 ③左心室肥厚伴有左心室增大者,心尖搏动处则向左下移位
剑突下搏动	①医生将手指平放于剑突下,向上后方加压,触诊搏动 ②搏动冲击指尖且吸气时增强,则为右心室搏动 ③搏动冲击手指掌面且吸气时减弱,则为腹主动脉搏动

2. 震颤 触诊心脏时手掌感到的一种细小振动感,又称猫喘。震颤的部位、产生时期及临床意义见表7-7。

表7-7　心前区震颤的部位、产生时期及临床意义

部位	产生时期	临床意义
心尖部	舒张期	二尖瓣狭窄
胸骨左缘第2肋间	收缩期	肺动脉瓣狭窄

续表

部位	产生时期	临床意义
胸骨右缘第2肋间	收缩期	主动脉瓣狭窄
胸骨左缘第3、4肋间	收缩期	室间隔缺损
胸骨左缘第2肋间	连续性	动脉导管未闭

3. 心包摩擦感　①患者取前倾坐位，平静呼吸；②医生寻找患者的胸骨左缘第4肋间，并将右手手掌放置于胸骨左缘第4肋间（此处触诊最清楚）；③于收缩期、呼气末仔细触诊；④嘱患者屏住呼吸时再仔细触诊（心包摩擦感与呼吸无关）。

三、叩诊

（一）叩诊方法

1. 体位　患者取仰卧位或坐位。

2. 不同体位时板指的位置　患者取仰卧位时，医生左手板指与肋间平行（图7-3）；患者取坐位时，医生左手板指与肋间垂直（板指与心缘平行）（图7-4）。

视频：心脏叩诊

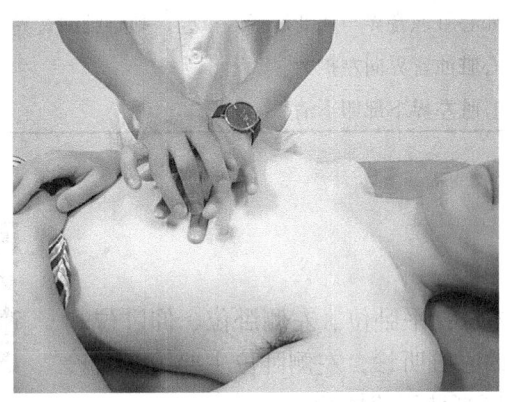

图7-3　心脏叩诊法（仰卧位）

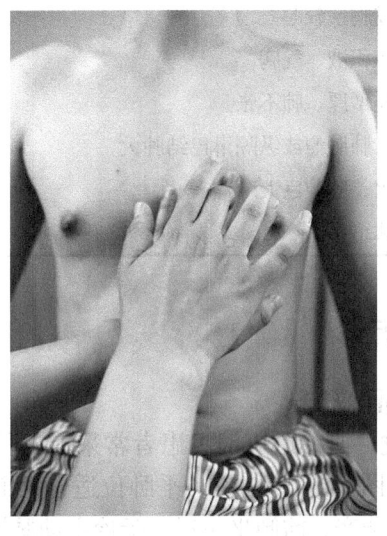

图7-4　心脏叩诊法（坐位）

3. 叩诊顺序　①先叩诊心脏左界，再叩诊心脏右界；②叩诊心脏左界时，从心尖搏动外2~3cm处开始由外向内进行叩诊，依次向上逐一肋间叩诊至第2肋间；③叩诊心脏右界时，先沿右锁骨中线自上而下叩出肝上界，于其上一肋间（一般为第4肋间）从右锁骨中线处由外向内进行叩诊，依次向上叩诊至第2肋间为止；④由外向内叩诊过程中，当叩诊音由清音变为浊音时，分别做标记；⑤用直尺测量各标记点与前正中线的距离，同时测量左锁骨中线至前正中线的距离。

（二）叩诊注意事项

（1）正确暴露胸部，寻找肋间与心尖搏动处要准确。

（2）采用间接叩诊法，叩诊力度要适中（轻叩诊），用力要均匀，有时需要重复叩诊几次才能正确判断心界的位置。

（3）叩诊前，医生一定要将手搓热，以免患者受凉。

(三)叩诊内容

确定心脏浊音界及大血管的大小、形状及其在胸腔内的位置。影响心脏浊音界变化的因素及变化特点见表 7-8 和表 7-9。

表 7-8 心脏因素对心脏浊音界的影响及临床意义

心脏因素	心脏浊音界变化	临床意义
左心室增大	向左下扩大,心腰部加深近似直角,心脏浊音界呈靴形(主动脉型心)	主动脉瓣关闭不全、高血压性心脏病
右心室增大	轻度增大时无变化;显著增大时心脏相对浊音界向左右扩大,以向左扩大明显	肺源性心脏病、房间隔缺损
左、右心室增大	向两侧增大,且心脏左界向左下增大,呈普大型	扩张型心肌病、心肌炎、全心衰竭
左心房及肺动脉扩大	心腰部饱满或膨出,心脏浊音界呈梨形(二尖瓣型心)	二尖瓣狭窄
心包积液	向两侧扩大,绝对浊音界与相对浊音界几乎相同,且随体位而改变,坐位时呈烧瓶形,仰卧位时呈近似球形	心包积液

表 7-9 心外因素对心脏浊音界的影响

心外因素	心脏浊音界变化
肺气肿或胸壁较厚	心脏浊音界变小,甚至叩不出
大量胸腔积液、气胸	患侧心脏浊音界叩不出,健侧心脏浊音界移向外侧
胸膜粘连增厚、肺不张	心脏浊音界移向患侧
肺实变、肺肿瘤或纵隔淋巴结肿大	如心脏浊音界与病变浊音区重叠,则心脏浊音界叩不出
大量腹水、腹腔巨大肿瘤	心脏浊音界向左扩大
胃内气体增多	心脏左界下部叩不清

四、听诊

(一)听诊方法

1. 体位 听诊心脏时,患者常采取 4 种体位:平卧位、左侧卧位、仰卧位和前倾坐位(图 7-5 ~图 7-8)。平卧位适合全面的心脏听诊,左侧卧位主要用于听诊心尖部低调杂音,前倾坐位适合听诊主动脉瓣区高调反流性杂音。

视频:心脏听诊

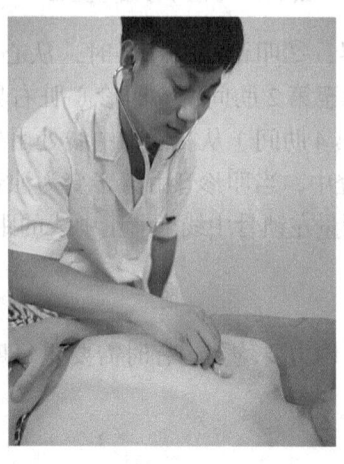

图 7-5 心脏听诊体位(平卧位)

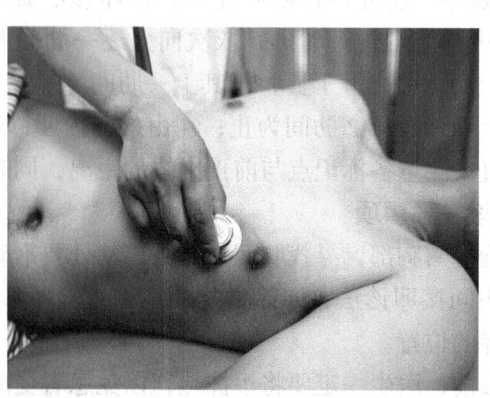

图 7-6 心脏听诊体位(左侧卧位)

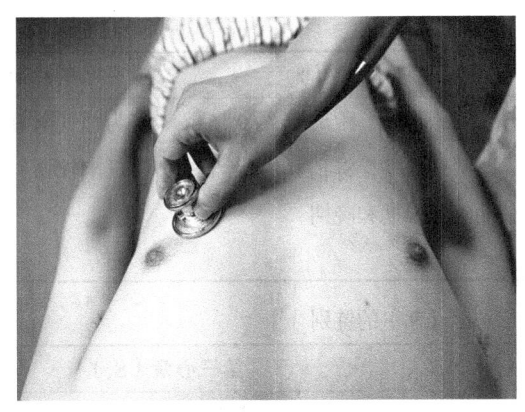
图 7-7 心脏听诊体位（仰卧位）

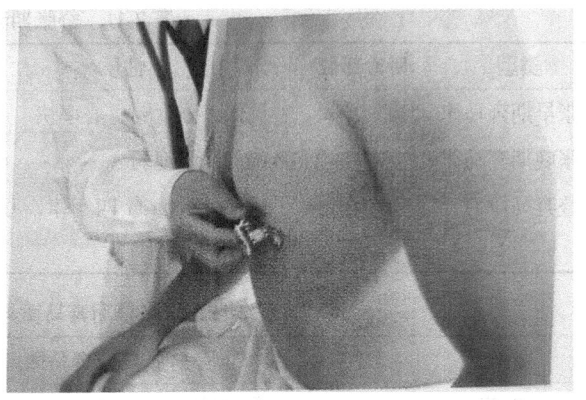
图 7-8 心脏听诊体位（前倾坐位）

2. 选择听诊区及听诊顺序 心脏听诊区为 4 个瓣膜、5 个区。听诊时从二尖瓣听诊区开始（因二尖瓣病变最常见，且辨别第一、第二心音最清楚），之后依次听诊肺动脉瓣听诊区、主动脉瓣听诊区、主动脉瓣第二听诊区和三尖瓣听诊区。

（二）听诊注意事项

（1）环境安静，避免隔衣听诊。

（2）选择适当的听诊器，听诊器胶管不能打折。膜型胸件适于听诊高频声音，钟型胸件适于听诊低频声音。

（3）听诊前一定要将听诊器胸件用手捂热，以免患者受凉。

（4）听诊时可稍用力，使胸件紧贴胸壁皮肤。

（5）平静呼吸，有时亦可充分吸气后屏气进行听诊，以排除呼吸音对心音的干扰及呼吸对心脏的影响。

（6）如病情允许，可嘱患者做适当运动后再听诊。

（三）听诊内容

心脏的听诊内容包括心率、心律、心音、额外心音、杂音及心包摩擦音等。

（1）计数心率与检查心律，计数心率时以第一心音为准。心脏听诊能够确定的心律失常最常见的是期前收缩和心房颤动。

（2）听取第一心音与第二心音，并予以鉴别（表 7-10）。听诊心音有无增强与减弱，注意心音的性质有无改变，有无心音分裂。

（3）听诊有无奔马律（表 7-11，表 7-12）、有无开瓣音等。

表 7-10 第一心音与第二心音的听诊特点

心音	特点
第一心音	①音调较低；②音响较强；③性质较钝；④时间较长（持续约 0.1 s），与心尖搏动同时出现，与颈动脉搏动同步或几乎同步；⑤在心尖部听诊最清楚
第二心音	①音调较高；②音响较弱；③性质较清脆；④时间较短（持续约 0.08 s）；⑤在心尖搏动和颈动脉搏动之后出现；⑥在心底部听诊最清楚

表 7-11　舒张期奔马律的特点

类型	听诊部位	性质	时间	呼吸的影响
舒张早期奔马律	心尖部	音调低、强度弱、心率快	舒张早期，距离 S_2 约 0.15 s	多为呼气末明显
舒张晚期奔马律	心尖部	音调低、强度弱	舒张晚期，S_1 前 0.1 s	呼气末较强
重叠奔马律	心尖部	形成 ka-len-da-la 四音律，心率快时形成三音律	舒张早期和晚期	

表 7-12　舒张早期奔马律与第三心音（S_3）的鉴别

鉴别点	舒张早期奔马律	第三心音（S_3）
原发病	严重器质性心脏病	健康人
心率	心率快，多大于 100 次/分	常于心率缓慢时出现
心音间距	3 个心音的间距大致相同	S_3 距 S_2 较近
心音性质	3 个心音性质相近	3 个心音性质不同
体位影响	不受体位影响	坐位或立位消失

（4）听诊有无心脏杂音，注意杂音听诊的要点（表 7-13），杂音的强度分级（表 7-14），杂音传导方向与体位、呼吸、运动的关系等。

（5）听诊有无心包摩擦音。①声音粗糙，似手指擦耳郭声，近在耳边；②心包摩擦音与心脏活动一致，收缩期与舒张期均可听到，以收缩期明显；③在心前区均可闻及心包摩擦音，但常在胸骨左缘第 3、第 4 肋间心脏绝对浊音界以内最清楚，前倾坐位时明显；④心包摩擦音与胸膜摩擦音的主要区别是屏住呼吸后心包摩擦音存在，而胸膜摩擦音消失。

表 7-13　心脏杂音听诊的要点与评价

要点	评价
部位	杂音最响部位与病变部位密切相关，在某瓣膜区听到杂音最响，提示病变位于此瓣膜
时期	根据出现的时期可分为收缩期、舒张期、连续性、收缩期与舒张期均出现但不连续的双期杂音
性质	吹风样、喷射样、隆隆样、叹气样、机器样及乐音样和鸟鸣样等。器质性杂音一般多较粗糙，功能性杂音多较柔和
强度	收缩期杂音一般按 Levine 6 级法进行分级，由于舒张期杂音均为病理性的，所以不宜分级
传导	杂音常沿血流方向传导，也可经周围组织扩散。杂音越响，传导越广
与体位、呼吸和运动的关系	一些特殊体位、深吸气、深呼气和适当运动，可使杂音增强或减弱，有助于判断病变部位和性质

表 7-14　心脏杂音强度分级

级别	强度	评价
1	最轻	很弱，所占时间很短，须在安静环境下仔细听诊才能听到
2	轻度	弱，但较易听到
3	中度	较响亮，容易听到
4	响亮	响亮
5	很响	更响亮，且向四周甚至背部传导，一旦听诊器离开胸壁，则听不到
6	最响	极响亮，震耳，甚至听诊器离开胸壁一定的距离也可听到

（6）听诊有无周围血管征。周围血管征除了水冲脉外，还有枪击音、杜氏（Duroziez）双重杂音和毛细血管搏动征，其特点见表 7-15。

表 7-15 周围血管征的特点

周围血管征	特点
水冲脉	脉搏骤起骤落，犹如潮水涨落，急促有力
枪击音	在四肢动脉，特别是股动脉或肱动脉处，闻及一种短促的如同射击时的声音
杜氏双重杂音	以听诊器膜型胸件稍加压力于股动脉或肱动脉上，可闻及收缩期与舒张期双期吹风样杂音
毛细血管搏动征	用手指轻压患者指甲末端或用清洁的玻片轻压患者的口唇黏膜，使局部发白，可见到随心脏搏动而有规律的红白交替现象

第八章　腹部检查

腹部检查采用视诊、触诊、叩诊、听诊四种方法。为了避免触诊引起胃肠蠕动增加，使肠鸣音发生变化，腹部检查的顺序为视诊、听诊、叩诊和触诊，但记录时为了统一格式仍按视诊、触诊、叩诊和听诊的顺序描述检查结果。腹部检查以触诊最为重要，其中腹部脏器触诊较难掌握，需要在实践操作中多练习、多体会。

为了便于检查与记录，腹部按照四分法和九分法分为四区和九区，分别见图8-1和图8-2。

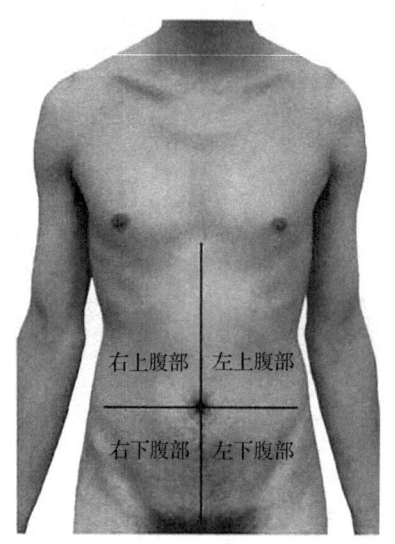
图 8-1　腹部四分法

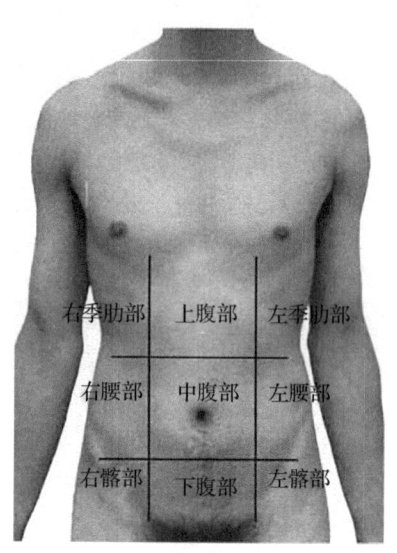
图 8-2　腹部九分法

一、视诊

（一）视诊检查方法

（1）患者取低枕仰卧位，两上肢自然置于身体两侧。充分暴露全腹（暴露时间不宜过长，以免腹部受凉），其他部分应适当遮盖。

（2）医生站立于患者右侧，按自上而下的原则，准确、全面地进行视诊。

（3）光线宜充足而柔和，从前侧方射入视野，有利于观察腹部表面的器官轮廓、包块、胃肠型和蠕动波等。

（二）视诊注意事项

（1）检查腹部时，不要急于触诊而忽略视诊。

（2）进行腹部视诊前，嘱患者排空膀胱。

(三)视诊内容

(1)观察腹部外形有无膨隆或凹陷。为观察全腹膨隆的程度和变化,必要时需要测量腹围。

检查方法:①嘱患者排尿后平卧,用软尺经脐绕腹一周,测得的周长即为腹围(脐周腹围)。②测其腹部最大周长(最大腹围)。定期测量腹围可以判断腹腔内容物(如腹水)的变化。

全腹膨隆除见于肥胖、足月妊娠之外,还可见于病理情况,其原因与临床意义见表8-1。腹部局部隆起多由局部脏器增大或包块所致。

表8-1 病理性全腹膨隆的原因与临床意义

原因	临床意义
腹水	①平卧时腹壁松弛,液体下沉于腹腔两侧,致使腹部扁平而宽,称为蛙腹,且腹部外形随着体位变化而改变 ②腹膜有炎症或肿瘤浸润时,腹部呈尖凸形,称为尖腹 ③常见于肝硬化门静脉高压症、结核性腹膜炎、心力衰竭等
腹内巨大包块	巨大的卵巢囊肿、畸胎瘤等
腹内积气	肠梗阻或肠麻痹
气腹	胃肠穿孔、治疗性人工气腹等

局部膨隆也可由腹壁上的包块,而非腹腔内病变所致。其鉴别方法是嘱患者仰卧位作屈颈抬肩动作,使腹壁肌肉紧张,如膨隆更加明显,说明病变位于腹壁上;反之,病变在腹腔内。不同特点的腹部膨隆常常提示不同的病因(表8-2)。

表8-2 不同特点腹部膨隆的临床意义

腹部膨隆特点	临床意义
圆形	囊肿、肿瘤或炎性包块(后者有压痛,亦可边缘不规则)
长形	肠管病变,如肠梗阻、肠扭转、肠套叠、巨结肠
有搏动	腹主动脉上面的脏器或包块传导其搏动
随体位变更而移位	游走的脏器(肾、脾等)、带蒂肿物(卵巢囊肿)、大网膜或肠系膜上的包块
随腹压或体位而变化	可复性疝

(2)观察腹式呼吸运动有无增强或减弱。

(3)观察脐部形状。

(4)观察腹壁静脉有无充盈或曲张,并判断静脉血流方向。

检查方法:①患者取仰卧位;②选择一段无分支的腹壁静脉;③医生将一手示指和中指并拢压在静脉上,然后示指紧压静脉向外滑动,挤出该段静脉内的血液,至一定距离后,中指紧压不动,放松示指,观察静脉是否充盈,如迅速充盈,则血流方向是从手指放松的一端流向手指紧压的一端;④采用同样的方法,放松中指,即可看出血流方向。

异常静脉血流方向:①门静脉高压:腹壁曲张静脉常以脐为中心向四周放射,血流经脐静脉而流入腹壁浅静脉,进而流向四周。②下腔静脉阻塞:曲张静脉大多分布在腹壁两侧,脐水平以下腹部浅静脉血流方向由下而上。③上腔静脉阻塞:脐水平以上曲张静脉的血流方向由上而下。

(5)观察腹部有无胃肠型和蠕动波。

（6）观察全腹，注意其皮肤颜色和完整性，有无皮疹、色素、腹纹、瘢痕、疝等。腹部常见手术切口瘢痕见图8-3。

二、听诊

（一）听诊检查方法

（1）患者排空膀胱，取仰卧位，双下肢屈曲，平静呼吸。医生站在患者右侧。

（2）医生将听诊器膜型胸件紧贴于腹壁，仔细听诊每个分区，尤其注意上腹部、脐部、右下腹部及肝、脾各区。

（3）听诊肠鸣音至少2 min（将听诊器胸件置于腹中线脐下），有时可能需要更长时间，才能确定肠鸣音是否消失。

（4）轻轻按压腹部或嘱患者饮水（进食），促进肠蠕动而诱发肠鸣音。

（二）听诊内容

（1）仔细听诊肠鸣音，是消失，还是响亮的咯咯音、偶发的咯咯音、细微的叮当音或响亮的叮当音。异常肠鸣音的特点及临床意义见表8-3。

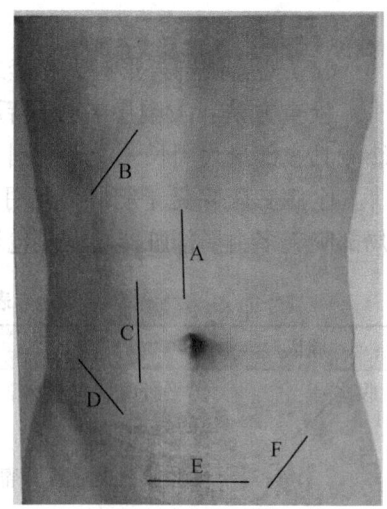

A. 中线切口；B. 右肋缘下切口；
C. 正中旁切口；D. 阑尾切除术瘢痕；
E. 耻骨弓上切口；F. 疝修复切口

图8-3　腹部常见手术切口瘢痕

表8-3　异常肠鸣音的特点及临床意义

类型	特点	临床意义
亢进	达10次/分以上，且肠鸣音响亮、高亢，甚至呈叮当声或金属音	机械性肠梗阻
活跃	肠蠕动增强时，肠鸣音达10次/分以上，为音调不特别高亢的一阵快速的隆隆声	急性胃肠炎、服用泻药或胃肠道大出血、早期肠梗阻
减弱	数分钟才听到1次	老年性便秘、腹膜炎、低血钾、胃肠动力低下
消失	持续听诊2 min后还未听到1次肠鸣音，且刺激（用手指轻叩或搔弹）腹壁后仍无肠鸣音	弥漫性腹膜炎、麻痹性肠梗阻

（2）在每个分区仔细听诊有无血管杂音。腹部动脉性杂音的听诊部位见图8-4。

视频：肠鸣音及腹部血管杂音

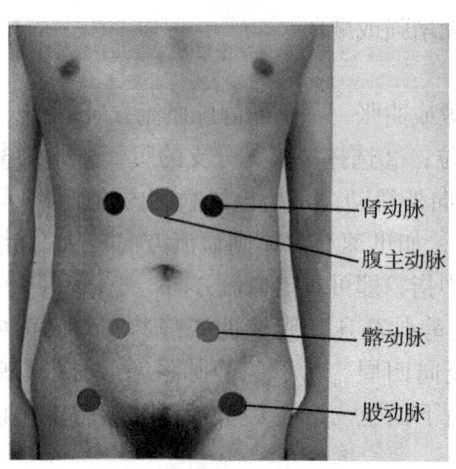

图8-4　腹部动脉性杂音的听诊部位

三、叩诊

一般采用间接叩诊法。在四分区内，从左下腹部开始，按逆时针方法叩诊整个腹部。最后叩诊腹部疼痛区域。叩诊时应熟知各个脏器的大体定位，不仅要注意触痛明显的部位，也要注意浊音、鼓音和实音的位置。

（一）检查腹部叩诊音的变化

正常情况下，腹部大部分区域叩诊为鼓音，只有肝、脾所在的部位叩诊为浊音或实音。鼓音区缩小见于腹腔脏器极度增大、腹腔内有肿瘤或大量腹水时，鼓音区明显扩大见于胃肠道高度胀气或胃肠道穿孔导致的气腹。

（二）检查腹腔脏器大小与位置

1. 肝叩诊 包括肝界和肝区叩击痛。

（1）患者取仰卧位或坐位。医生站在患者的右侧。若患者取仰卧位，双下肢要屈曲。

（2）正确暴露胸腹部，并寻找胸部线性标志和肋间。

（3）肝界的叩诊：①在右锁骨中线、右腋中线和右肩胛线上叩诊肝上界，由肺部向腹部叩诊。当由清音转为浊音时，即为肝上界（肝相对浊音界），再向下叩诊1~2肋间，当浊音变实音时，即为肝绝对浊音界（肺下界）。②由腹部鼓音区沿右锁骨中线或前正中线向上叩诊，当由鼓音变浊音时，即为肝下界。

（4）叩诊法确定的肝下界较触诊法高1~2 cm。肝浊音界变化的临床意义见表8-4。

（5）测量肝纵径（正常为9~11 cm）。

（6）检查肝区叩击痛。医生的左手掌置于患者右前胸下部，右手握拳叩击左手背（图8-5）。

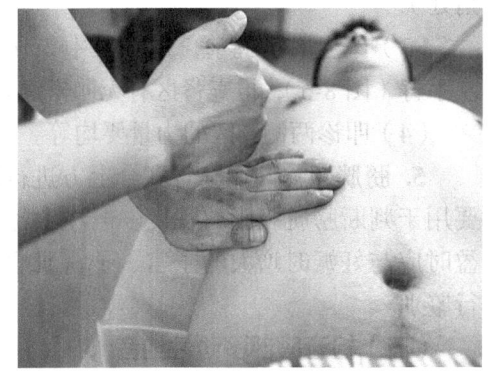

图 8-5 肝区叩击痛检查方法

表 8-4 肝浊音界变化的临床意义

肝浊音界	临床意义
扩大	肝癌、肝脓肿、肝炎、肝淤血、多囊肝、膈下脓肿
缩小	急性重型肝炎、肝硬化、胃肠胀气
消失（代之以鼓音）	急性胃肠穿孔、明显胃肠胀气、间位结肠、全内脏倒位
上移	右肺纤维化、右下肺不张、气腹
下移	肺气肿、右侧张力性气胸

2. 胆囊叩诊 胆囊被肝遮盖，不能用叩诊方法检查其大小，仅能检查胆囊区有无叩击痛。肝区叩击痛为胆囊炎的重要体征。

3. 脾和胃泡鼓音区叩诊

（1）脾叩诊：①患者取右侧卧位，双下肢屈曲。医生站在患者右侧，寻找线性标志和肋间。②采用间接叩诊法（轻叩），在左腋中线上，自上而下叩诊。③叩出脾前界。脾浊音区在第9~11肋间，前方不超过腋前线，脾宽度4~7 cm。

（2）胃泡鼓音区叩诊：患者取平/侧卧位，医生在其左前胸下部肋缘以上进行叩诊。胃泡鼓音区约呈半圆形，其上界为膈、肺下缘，下界为肋弓，左界为脾，右界为肝左缘。胃泡鼓音区与脾浊音区变化的临床意义见表 8-5。

表 8-5　胃泡鼓音区与脾浊音区变化的临床意义

胃泡鼓音区 / 脾浊音区	临床意义
胃泡鼓音区缩小或消失	中度及重度脾大、左侧胸腔积液、心包积液、肝左叶增大、急性胃扩张或溺水患者
脾浊音区扩大	各种原因所致的脾大
脾浊音区缩小	左侧气胸、胃扩张、肠道内气体过多

4. 肾叩诊　采用间接叩诊法检查肾有无叩击痛。

（1）患者取坐位或侧卧位，双下肢屈曲，医生站在患者后右侧。

（2）医生的左手掌平放在患者的肾区（肋脊角处）。

（3）医生右手握拳，用轻至中等强度的力量叩击左手背（图 8-6），检查肾区有无叩击痛。

（4）叩诊两侧肾区的力量要均等。

5. 膀胱叩诊　在耻骨联合上方进行膀胱叩诊，主要用于判断膀胱膨胀的程度。但注意膀胱内有尿液充盈时应与妊娠时增大的子宫、子宫肌瘤、卵巢囊肿进行鉴别。

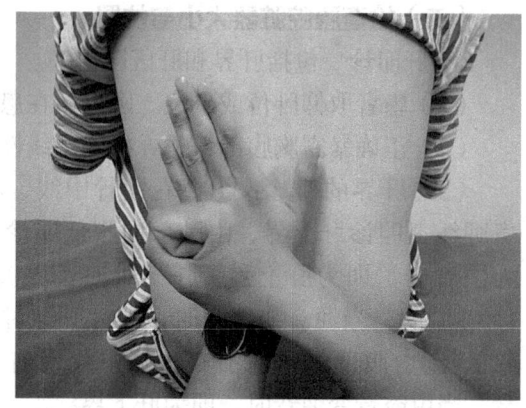

图 8-6　肾区叩击痛

（三）检查腹部移动性浊音

（1）患者取仰卧位，双下肢屈曲，正确暴露腹部。医生站在患者右侧。

（2）采用间接叩诊法进行叩诊。医生自腹中部脐平面开始向患者左侧腹部叩诊，发现浊音时，板指固定不动。

（3）嘱患者右侧卧位，并保持新的体位 30 s 后，再叩诊，并逐渐向腹中部叩诊，如浊音变成鼓音，表明有浊音移动。

（4）同样方法向右侧腹部叩诊，以核实浊音是否移动（图 8-7～图 8-9）。

视频：腹部移动性浊音

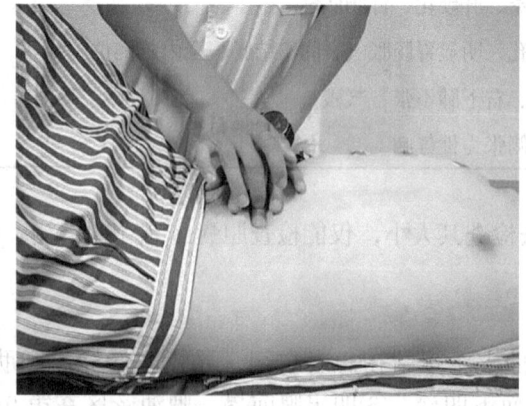

图 8-7　腹部移动性浊音检查方法（仰卧位）

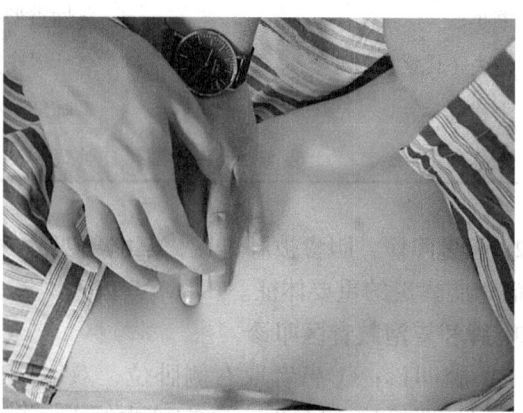

图 8-8　腹部移动性浊音检查方法（右侧卧位）

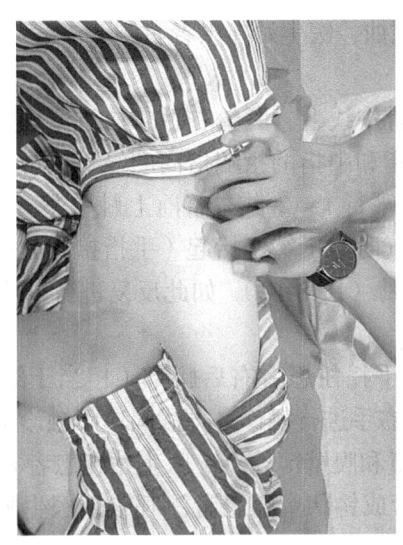

图 8-9 腹部移动性浊音检查方法（左侧卧位）

四、触诊

触诊是腹部检查的主要方法。触诊的方法有浅部触诊法、深部触诊法、滑行触诊法、双手触诊法，有时甚至采用冲击触诊法，不同部位的脏器触诊可采用不同的方法。腹部触诊的注意事项如下。

视频：腹部的浅部触诊

（1）患者排尿后取低枕仰卧位，双上肢自然置于身体两侧，两腿屈起并稍分开，使腹肌放松。

（2）患者张口，缓慢腹式呼吸，吸气时膈向下而腹部隆起，呼气时腹部自然下陷。

（3）医生站立于患者右侧，前臂与患者腹部表面在同一水平。

（4）医生的手要温暖，指甲剪短，先以全手掌放于患者上腹部，使患者适应片刻，然后以轻柔动作自左下腹开始逆时针方向检查。原则是先触诊健康部位，逐渐移向病变区域，并进行比较。

（5）检查肝、脾时，患者也可分别取左、右侧卧位；检查肾时，也可取坐位或立位。

（6）边触诊边观察患者的反应与表情，对精神紧张或有痛苦者给予安慰和解释，亦可边触诊边与患者交谈，转移其注意力而减轻腹肌紧张。

（一）检查腹壁紧张度

触诊腹壁紧张度，有无增强、减弱。自左下腹部开始触诊全腹部，但应注意最后触诊有病变的部位。

（二）检查腹部压痛、反跳痛

视频：腹部压痛点的检查

（1）患者取仰卧位，充分暴露腹部，医生站在患者的右侧。

（2）嘱患者屈膝，尽量放松腹肌，双上肢置于躯干两侧，平静呼吸。

（3）医生用右手示指、中指由浅入深按压，观察患者是否有痛苦表情或疼痛。

（4）触诊腹部出现压痛后，医生手指可于原处稍停片刻，给患者一定的适应时间，然后迅速将手抬起，观察患者面部是否出现痛苦表情，并询问疼痛是否加重（反跳痛）。

（5）腹部有压痛常为炎症、结石、结核、肿瘤等所致。反跳痛阳性提示炎症累及壁腹膜。当炎症未累及壁腹膜时，可仅有压痛而无反跳痛。

（三）触诊腹部脏器

1. 肝触诊 触诊肝可采用单手触诊法、双手触诊法和钩指触诊法。

（1）患者取仰卧位，两下肢屈曲，医生站在患者右侧。

（2）嘱患者做腹式呼吸。

（3）单手触诊法：①在右锁骨中线上，医生右手掌放于患者的右侧腹壁，掌指关节自然伸直，手指并拢，使示指和中指的指端指向肋缘（也可使示指的桡侧缘对着肋缘，即示指的桡侧缘与肋缘平行）。②自右髂前上棘水平开始逐渐向上触诊。③呼气时右手压向腹部深处，吸气时右手缓慢抬起（手指抬起的速度一定要慢于腹部隆起的速度），以迎接下移的肝缘（图8-10）。如此反复进行触诊，右手逐渐移向肋缘，直到触及肝缘或肋缘为止。

视频：肝触诊

（4）双手触诊法：医生用左手托住患者右后腰部（相当于第11、第12肋骨及其稍下方的部位），大拇指张开，置于季肋上，右手进行触诊，方法同单手触诊（图8-11）。

（5）钩指触诊法：适用于儿童和腹壁薄软者。医生站在患者右肩旁，面向其足部，将双手置于其右前胸下部，双手第2~5指弯成钩状。嘱患者深呼吸，医生随其深吸气而进一步屈曲指关节，使指腹容易触及肝下缘。

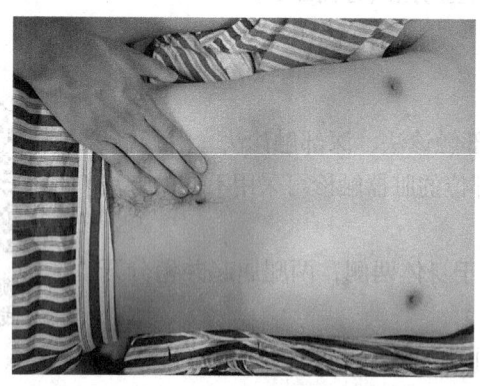

图8-10　肝单手触诊法

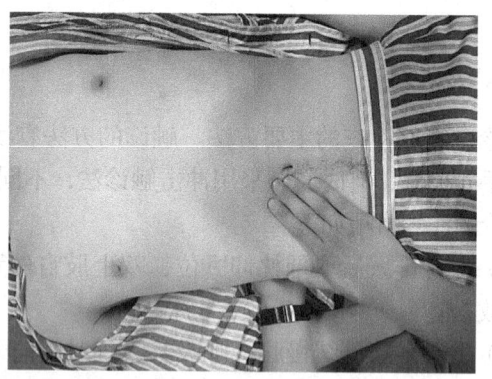

图8-11　肝双手触诊法

（6）除了触诊右侧肋下外，还要在剑突下进行触诊（自脐平面开始逐渐向上，触诊肝左叶）。

（7）触诊肝时应注意其大小、硬度、形态、压痛、边缘和表面情况等。

（8）注意事项：①从髂前上棘水平开始触诊；②右手置于腹直肌外缘稍外侧；③以示指和中指的指端，或示指前端桡侧触诊肝；④配合呼吸运动，于吸气时手指抬起的速度一定要慢于腹壁抬起的速度；⑤对大量腹水患者可采用冲击触诊法；⑥横结肠、腹直肌腱划、右肾下极易被误认为肝下缘；⑦肝大者应与肝下移鉴别。

在触及肝大时，应详细描述其大小、质地、表面情况及边缘、压痛等（表8-6）。肝质地分级及其临床意义见表8-7。

表8-6　肝触诊的内容与评价

内容	评价
大小	①肝是否增大及其增大程度，是否有肝下移 ②腹壁松软的瘦长体型者可在深吸气时于肋弓下触及肝下缘，但小于1 cm；剑突下也可触及，但小于3 cm（腹上角较锐者，小于5 cm）
质地	肝质地分为质软、质韧和质硬，正常肝质地柔软，不同肝疾病的质地可有变化
表面及边缘	表面是否光滑、有无结节，边缘是否整齐及厚薄是否一致。正常肝表面光滑、边缘整齐、厚薄一致
压痛	正常肝无压痛，肝大时因肝包膜受到牵拉或包膜因炎症反应会产生压痛或触痛

续表

内容	评价
搏动	正常肝及因炎症、肿瘤等引起的肝大不伴有搏动。当肝大至压迫腹主动脉,或右心室增大至向下挤压肝时,可出现肝搏动
肝区摩擦感	正常肝无摩擦感。肝周围炎时,肝表面和邻近的腹膜可因纤维素性渗出物而粗糙,二者相互摩擦所产生的震动可用手感知

表 8-7 肝质地分级及其临床意义

质地	触诊手感	临床意义
质软	如触噘起的口唇	正常人
质韧	如触鼻尖	急慢性肝炎、脂肪肝、肝淤血、肝脓肿(囊性感)
质硬	如触前额	肝硬化、肝癌

2. 胆囊触诊 常用的触诊方法有单手滑行触诊法和钩指触诊法。当胆囊增大未超过肋缘下、不能触及时,可采用 Murphy 征检查胆囊。

(1)患者取仰卧位,两下肢屈曲,医生站在患者的右侧。

(2)医生左手掌平放在患者右肋缘以上,四指与肋骨垂直交叉,左手拇指在腹直肌外缘与肋弓交界处(图 8-12)。

(3)左手拇指用力按压腹壁,嘱患者深吸气。

(4)观察患者的面部表情,如表情痛苦,突然停止深吸气动作,称为 Murphy 征阳性,提示胆囊有炎症。

(5)只有压痛而无吸气动作中断或停止,仅称为胆囊压痛。

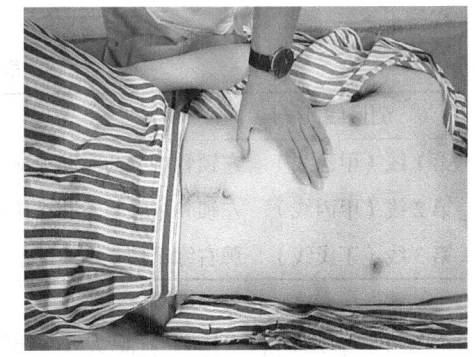

图 8-12 Murphy 征检查方法

3. 脾触诊 常采用双手触诊法,也可采用钩指触诊法。脾明显增大时,触诊手指稍用力即可触到。

(1)仰卧位触诊法:用于检查增大而位置较深的脾。①患者取仰卧位,两下肢屈曲,医生站在患者的右侧。②医生左手绕过患者腹部,从后(第 7~10 肋处)向前肋缘加压。③医生右手平放于腹部(与肋弓方向垂直),自脐平面开始,与呼吸配合,逐渐向肋弓触诊(图 8-13)。

(2)右侧卧位触诊法:用于检查轻度增大而仰卧位不易触到的脾。患者取右侧卧位,双下肢屈曲,医生站在患者的右侧,触诊方法同仰卧位触诊(图 8-14)。

视频:脾触诊

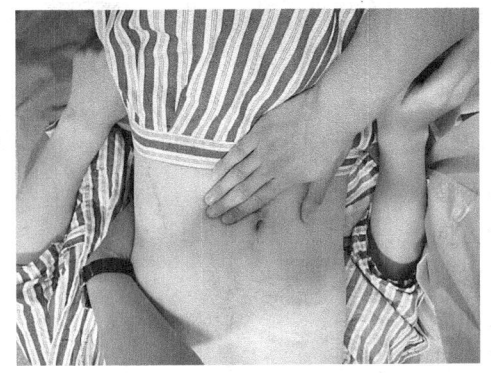

图 8-13 脾触诊法(仰卧位)

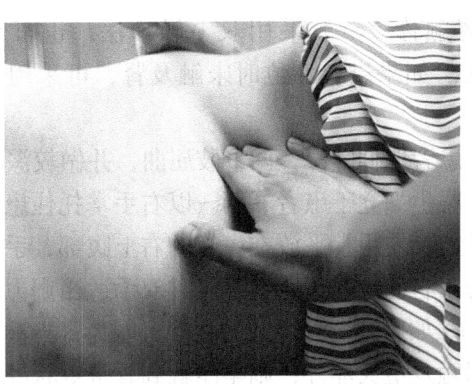

图 8-14 脾触诊法(右侧卧位)

（3）测量脾大小：脾大时应测量3条线以判断其大小（图8-15，表8-8）。

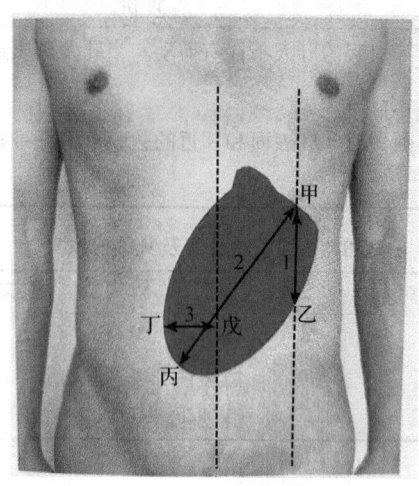

图8-15 脾大测量法

表8-8 脾大的测量线及评价

测量线	评价
第1线（甲乙线）	左锁骨中线与左肋缘交点至脾下缘的距离，轻度脾大只做第1线
第2线（甲丙线）	左锁骨中线与左肋缘交点至脾最远点的距离
第3线（丁戊线）	脾右缘至前正中线的最大距离（脾右缘超过前正中线以"+"表示，未超过以"-"表示）

（4）触诊内容：应注意脾大小、形态、质地、表面情况、压痛、切迹、摩擦感等。脾大的分度及临床意义见表8-9。

表8-9 脾大的分度及临床意义

分度	标准	临床意义
轻度	深吸气时脾下缘不超过肋下2 cm	急性和慢性肝炎、伤寒、细菌性心内膜炎、粟粒性结核、急性疟疾、败血症
中度	深吸气时脾下缘超过肋下2 cm，但不超过脐水平	肝硬化、慢性淋巴细胞白血病、慢性溶血性黄疸、淋巴瘤等
高度	深吸气时脾下缘超过脐水平或前正中线（巨脾）	慢性粒细胞白血病、黑热病、慢性疟疾、骨髓纤维化

4. 肾触诊 一般采用双手触诊法，也可采用单手触诊法。如果患者卧位时未触及肾，可采用站立位触诊。

（1）患者取仰卧位，两下肢屈曲，并做较深呼吸。

（2）医生站立于患者右侧，以右手掌托住患者右腰部向上托起，左手掌平放在患者的右上腹部，手指方向大致平行于右肋缘，于患者吸气时双手适当用力触诊肾（图8-16）。如触及光滑钝圆的脏器可能为肾下极。如能在双手间触及更大部分，则略能触到其蚕豆状外形，且患者常有酸痛或类似恶心的不适感。

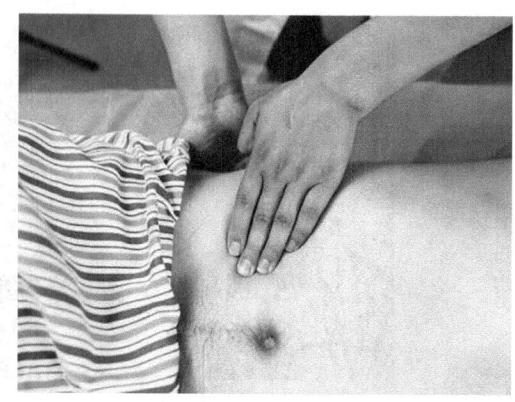

图8-16 肾触诊法（双手触诊法）

（3）触诊左肾时，医生左手越过患者腹部而托住左腰部，右手掌横置于患者的左上腹部触诊左肾。

（4）如患者腹壁较厚或触诊不协调，以致右手难以压向后腹壁时，可采用以下方法：患者吸气时，用左手向前冲击后腰部，如肾下移至两手之间时，则右手有被顶推的感觉；与此相反，也可用右手向左手方向做冲击动作，左手也可有同样的感觉而触及肾。

5. 膀胱触诊　膀胱触诊多采用单手触诊法。正常膀胱空虚时位于盆腔内，不易触及。当膀胱增大至超出耻骨联合上缘时才能触及。

6. 胰腺触诊　正常胰腺在上腹部相当于第1、第2腰椎处，胰头及胰颈约于中线偏右，而胰体、胰尾在中线左侧。

（四）检查腹部包块

正常腹部可触及腹直肌肌腹和腱划、腰椎椎体、骶骨岬、乙状结肠粪块、横结肠及盲肠等。触诊腹部包块应注意的内容及评价见表8-10。

表8-10　触诊腹部包块的内容及评价

内容	评价
部位	某些部位的包块常来源于该部位的脏器，但有些包块可在腹腔内游走，部位不定
大小	凡触及的包块均应测量其大小（上下径、左右径、前后径），或用常见的实物如鸡蛋、拳头、核桃、蚕豆大小等进行描述
形态	应注意包块的形状、轮廓、边缘和表面状态。规则圆形、表面光滑的包块多为良性，以囊肿、淋巴结居多；不规则、表面凹凸不平且坚硬者多为恶性肿瘤、炎性肿物或结核性包块
质地	实质性：质地柔软、中等硬度或坚硬，多见于肿瘤、炎症或结核。囊性：质地柔软，多为囊肿或脓肿
压痛	有明显压痛的包块多为炎性包块，无痛性包块多为肿瘤性包块
移动度	随呼吸而上下移动的包块多为肝、脾、肾、胃或其肿物；移动度大的包块多为带蒂肿物或游走的脏器；局部炎性包块、脓肿及腹膜后壁的肿瘤一般不能移动

（五）检查液波震颤（波动感）

（1）患者取平卧位，双下肢屈曲，平静呼吸。医生站在患者右侧。

（2）医生以左手掌面贴于患者一侧腹壁，右手四指并拢屈曲，用指端叩击对侧腹壁（或以指端冲击触诊），如有大量液体，则贴于腹壁的左手掌有被液体波动冲击的感觉，即波动感（图8-17）。

（3）为防止腹壁本身的震动传至对侧，可请另一人（或患者本人）将手掌尺侧缘压于脐部腹中线上，以阻止腹壁震动的传导。

（4）液波震颤不如移动性浊音灵敏，腹腔游离液体超过3000～4000 ml时才能检查出液波震颤。

（六）检查振水音

（1）患者取仰卧位，双下肢屈曲，正确暴露腹部。医生站在患者右侧。

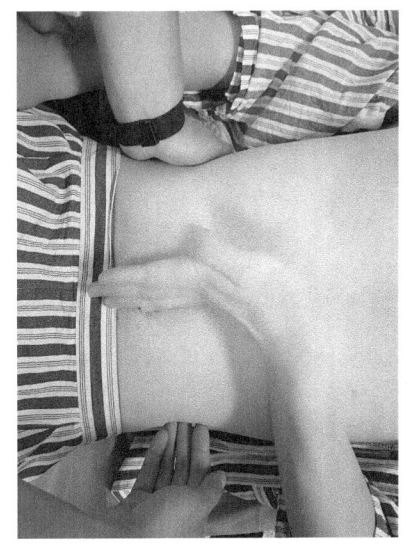

图8-17　液波震颤检查法

（2）医生以一耳凑近上腹部，同时以冲击触诊法震动胃部（左上腹部），即可听到气体、液体撞击的声音。也可将听诊器膜型胸件置于上腹部进行听诊。

（3）正常人在餐后或饮用大量液体时可出现振水音，但若在清晨空腹或餐后6~8h仍有此音，则提示幽门梗阻或胃扩张。

第九章　生殖器、肛门与直肠检查

在临床实践中，不能忽视对生殖器、肛门与直肠的检查，但也只有在必要时才进行此项检查。当男医生检查女患者时，一定要有第三人（医生或护士）在场陪伴，以免发生不必要的误会。检查前一定要向患者解释检查的目的与意义，取得患者的同意，并注意保护患者的隐私。

一、男性生殖器检查

男性生殖器检查采用视诊与触诊方法。嘱患者褪去腰臀部衣物并覆以被单，医生戴好无菌手套，分别检查患者在仰卧位、站立位时的生殖器有无异常。

（一）阴茎

（1）观察阴茎的大小与形态。阴茎大小依据年龄和发育过程而有明显差别，皮肤微皱，颜色依人种而异，呈粉色至深棕色。

（2）观察有无包茎或包皮过长。

（3）观察阴茎龟头和龟头颈颜色变化，有无破损、充血、水肿、炎症及结节等，注意阴茎龟头有无包皮垢、乳酪样分泌物。用拇指和示指检查整个龟头颈，注意有无触痛、硬结等。

（4）轻压阴茎头，观察尿道口有无红肿、分泌物、溃疡以及有无狭窄。若有异常分泌物，可留取标本送检。

（二）阴囊和睾丸

（1）嘱患者自己移开阴茎暴露阴囊，以观察其大小。

（2）展开阴囊表面，观察其皮肤有无肿胀、疣、红肿、溃疡、静脉曲张等。正常阴囊皮肤呈深暗色而多皱褶。

（3）注意睾丸的大小、形状、硬度，有无触痛及缺如等。医生用双手拇指、示指和中指触诊睾丸，并两侧对比（图9-1）。若发现坚硬、不规则区域或肿物，应进行睾丸透光度检查，并两侧对比。

（4）触诊精索有无结节、肿胀、触痛等。医生用拇指、示指从附睾到腹股沟环触诊精索（图9-2）。

（5）医生用拇指、示指和中指触诊附睾，检查附睾的大小，有无结节和触痛等。

（6）检查前列腺的大小、表面、质地和中央沟等。①检查前向患者解释检查的目的、方法，以消除患者的恐惧；②嘱患者排空二便，取肘膝位或左侧卧位，正确暴露检查部位；③检查会阴部、肛周、阴囊后皮肤；④医生右手戴手套，并涂以润滑剂，将示指缓缓插入肛门，并向腹侧触诊，仔细检查前列腺。前列腺肿大的分度见表9-1。

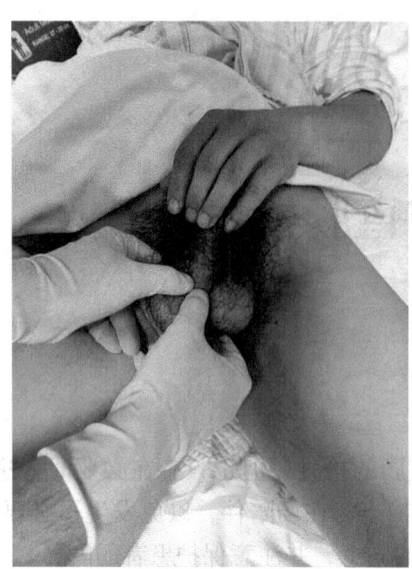
图 9-1　睾丸触诊

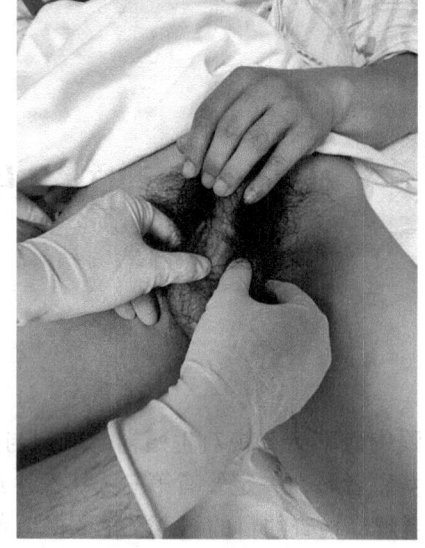
图 9-2　精索触诊

表 9-1　前列腺肿大的分度

分度	评估
Ⅰ度	前列腺突入直肠的距离为 1～2 cm，中央沟变浅
Ⅱ度	前列腺突入直肠的距离为 2～3 cm，中央沟消失
Ⅲ度	前列腺突入直肠的距离＞3 cm，中央沟明显隆起，手指触不到其上缘

二、女性生殖器检查

女性生殖器检查包括视诊和触诊，触诊方法有双合诊、三合诊和肛腹诊。女性生殖器检查的注意事项：①患者取截石位，仰卧于检查台上；②排空膀胱；③防止交叉感染；④未婚女性一般行肛腹诊；⑤医生戴无菌手套检查外生殖器，同时可进一步检查内生殖器。

（一）外生殖器

1. **观察阴阜皮肤和毛发分布**　医生用手分开会阴部毛发，观察皮肤有无破损或寄生虫。
2. **检查尿道口**　医生用手分开阴唇，检查尿道口有无分泌物或溃疡。
3. **检查前庭**　尤其注意前庭大腺及腺管，有无肿胀、红斑、扩大或分泌物。
4. **检查大、小阴唇**　医生用拇指和示指分开大、小阴唇，检查阴唇有无红肿、触痛、色素脱失、结节和溃疡等。
5. **检查阴道**　借助阴道扩张器，仔细检查阴道黏膜、阴道分泌物等，观察子宫颈的颜色、位置、大小、形态，黏膜有无破损及分泌物情况等。

（二）子宫、卵巢和输卵管

子宫、卵巢和输卵管检查应采用双合诊法（未婚女性一般行肛腹诊），详细检查方法见专科检查，本课程不作要求。

三、肛门与直肠检查

肛门与直肠检查以视诊和触诊为主。为了达到不同的检查目的，常需要患者采用不同的体位，其常用体位、特点及适用范围见表 9-2。肛门与直肠检查所发现的病变如包块、溃疡等应按时钟方向进行记录，并注明患者的体位。肘膝位时肛门后正中点为12点，前正中点为6点；而仰卧位时的时钟位则与此相反。

表9-2 肛门与直肠检查的常用体位、特点及适用范围

体位	特点	适用范围
肘膝位	患者两肘关节屈曲置于检查台上，胸部尽量靠近检查台，两膝关节屈曲呈直角跪于检查台上，臀部抬高	检查前列腺、精囊，内镜检查
左侧卧位	患者取左侧卧位，右下肢向腹部屈曲，左下肢伸直，臀部靠近检查台右边，医生位于患者的背后进行检查	检查重症、年老体弱或女性患者
仰卧位或截石位	患者仰卧于检查台上，臀部垫高，两下肢屈曲、抬高并外展	检查重症体弱患者、膀胱直肠窝，也可进行直肠双合诊
蹲位	患者下蹲呈排便姿势，屏气向下用力	检查直肠脱出、内痔及直肠息肉

（一）视诊

仔细观察肛门及其周围皮肤与皱褶，注意有无皮肤损伤、脓血、黏液、肛裂、瘢痕、外痔、瘘管口、溃疡或脓肿等。

（二）触诊

肛门与直肠的触诊通常称为肛诊或直肠指诊。

1. 检查方法 ①嘱患者排空二便，取仰卧位、左侧卧位或肘膝位；②医生右手戴手套或右手示指戴指套，并涂以润滑剂；③将右手示指置于肛门外口轻轻按摩，待肛门括约肌放松后，再缓缓将示指插入肛门、直肠内。

2. 检查内容 ①感受肛门及括约肌的紧张度；②检查肛管及直肠的内壁有无压痛、黏膜是否光滑，有无包块及搏动感；③在男性还可触及前列腺及精囊，在女性还可触及子宫颈、子宫和输卵管等。

第十章　脊柱与四肢检查

体格检查是脊柱与四肢疾病诊断最主要和最基本的方法。在充分暴露被检查部位及其对称部位后，采取视诊、触诊、动诊和量诊进行检查，必要时也要采取叩诊和听诊，按照先上后下、先主动后被动、先健处后患处（遇到局部有肿胀、疼痛或畸形部位时）的原则进行详细检查。有时局部表现也可能是全身疾病的反映，因此，在进行局部检查时，也不能忽视全身检查。

一、脊柱检查

注意事项：①患者取坐位或站立位：按照视诊、触诊和叩诊的顺序进行检查；②对颈椎损伤或疑似损伤的患者，必须用牢固的颈套限制颈部的活动，并立即对颈部进行检查；③对脊柱损伤或疑似损伤的患者，在进行移动或检查前，必须用一木板对脊柱进行固定制动，以免造成进一步的损伤。

（一）检查脊柱弯曲度

观察脊柱有无侧弯及前后凸畸形。

（1）患者取站立位或坐位，医生用手指沿脊椎的棘突尖以适当的压力往下划压，划压后皮肤出现一条红色充血痕，以此痕为标准，观察脊柱有无侧弯。

（2）患者取站立位或坐位，侧面观察脊柱有无前后凸畸形。

（二）检查脊柱活动度

观察脊柱的活动情况及有无异常改变。患者取直立站位、骨盆固定，嘱患者做前屈、后伸、侧弯、旋转等动作，观察脊柱的活动度。正常人脊柱有一定的活动度，颈椎、腰椎活动度最大，胸椎活动度较小，骶椎、尾椎几乎无活动性。

（三）检查脊柱压痛与叩击痛

1. 压痛　①患者取坐位，身体稍向前倾；②医生站在患者的右侧，以右手拇指从枕骨粗隆开始，自上而下逐个按压脊椎棘突及椎旁肌肉，观察有无压痛，并以第7颈椎棘突骨性标志计数病变椎体的位置。

2. 叩击痛

（1）直接叩击法：①患者取坐位，身体稍向前倾；②医生站在患者的右侧，用中指或叩诊锤垂直叩击各椎体的棘突（图10-1），多用于检查胸椎、腰椎。但当患者有脊椎病变，特别是颈椎骨关节损伤时，应慎用此法。

（2）间接叩击法：①患者取坐位；②医生站在患者的右侧，将左手掌置于患者头部，右手半握拳以小鱼际肌部位叩击左手背，观察脊柱有无疼痛（图10-2）。脊柱叩击痛阳性见于脊柱结核、脊柱骨折及椎间盘突出症等，且叩击痛的部位多为病变部位。

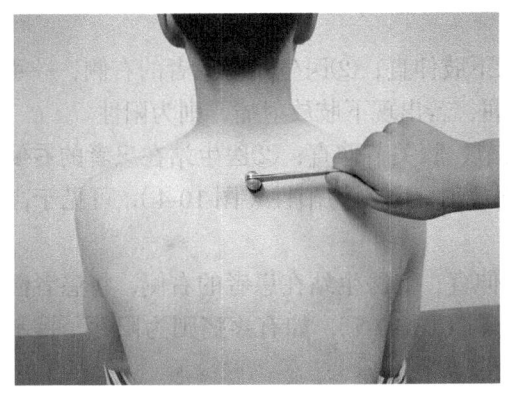

图 10-1　直接叩击法　　　　　　　　图 10-2　间接叩击法

(四) 脊柱检查的几种特殊试验

1. 颈椎检查的特殊试验　颈椎检查的特殊试验的检查方法、阳性反应与临床意义见表 10-1。

表 10-1　颈椎检查的特殊试验的检查方法、阳性反应与临床意义

试验	检查方法	阳性反应	临床意义
Jackson 压头试验	患者取坐位,医生双手重叠放于其头顶部,向下加压	颈部疼痛或上肢放射痛	颈椎病及颈椎间盘突出症
前屈旋颈试验	嘱患者头颈部前屈,并左右旋转	颈椎疼痛	颈椎小关节退行性改变
压颈试验	患者取仰卧位,医生以双手指按压患者两侧颈静脉	颈部及上肢疼痛加重	根性颈椎病
旋颈试验	患者取坐位,头略后仰,并自动向左、右做旋颈动作	头晕、头痛、视物模糊等	椎动脉型颈椎病

2. 腰骶椎检查的特殊试验

(1) 摇摆试验：患者取平卧位,屈膝、屈髋,双手抱于膝前。医生手扶患者双膝,左右摇摆,如腰部疼痛则为阳性,多见于腰骶部病变。

(2) 拾物试验：将一物品放在地上,嘱患者拾起。正常人可两膝伸直,腰部自然弯曲,俯身将物品拾起。如患者先以一手扶膝蹲下,腰部挺直地用手接近物品,此即为拾物试验阳性。多见于腰椎病变,如腰椎间盘突出症、腰肌损伤及炎症。

(3) 直腿抬高试验：①患者取仰卧位,双下肢伸直；②医生站在患者的右侧,一手置于患者一侧大腿伸侧,另一手握其踝部,将该侧下肢抬高 (屈曲髋关节),询问患者有何不适、何时出现不适,并两侧对比 (图 10-3)。正常人下肢可抬高至 70°以上。如果抬高不足 40°即出现疼痛,且疼痛放射至大腿和小腿后外侧,则为阳性。如果抬高大于 40°出现疼痛,有或无放射痛,则见于腰椎间盘突出症、坐骨神经痛、腰部骨骼肌损伤。

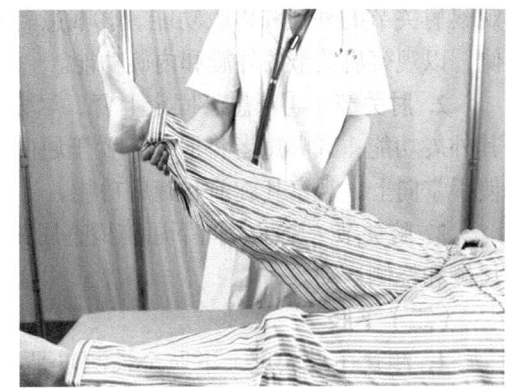

图 10-3　直腿抬高试验

在直腿抬高试验阳性时,缓慢降低患肢高度,待放射痛消失,再被动背屈患侧踝关节以牵拉坐

骨神经，如出现放射痛，称为加强试验阳性。

（4）屈颈试验（Linder征）：①患者取坐位，双下肢伸直；②医生站在患者的右侧，一手置于患者胸前，另一手置于其枕后，缓慢用力使其颈部前屈，若出现下肢放射痛，则为阳性。

（5）股神经牵拉试验：①患者取俯卧位，髋关节、膝关节伸直；②医生站在患者的右侧，将患者一侧下肢抬起，使髋关节过伸，如大腿前方出现放射痛，则为阳性（图10-4），可见于高位腰椎间盘（腰2~3或腰3~4）突出症患者。

（6）腰骶关节试验：①患者取仰卧位，上下肢伸直；②医生站在患者的右侧，将患者髋关节和膝关节过度屈曲，使其臀部离开床面，腰部被动前屈（图10-5），如有疼痛则为阳性，提示腰部软组织损伤或腰骶椎病变。腰椎间盘突出症时则为阴性。

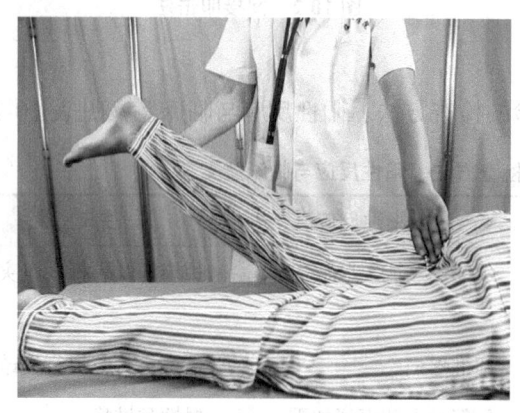

图10-4　股神经牵拉试验

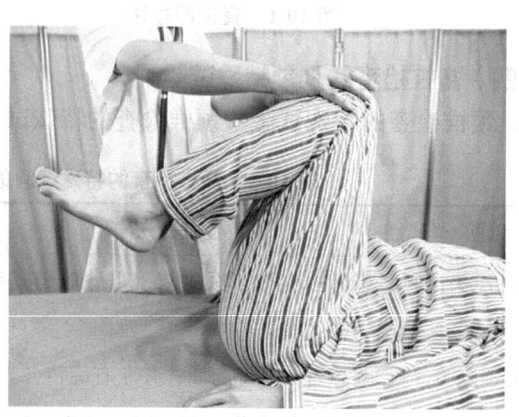

图10-5　腰骶关节试验

二、四肢检查

四肢检查以关节检查为主，各个关节的检查方法各不相同，但一般遵守一个常用的顺序，即视诊、触诊、动诊、量诊等。

（一）上肢

观察各关节有无畸形及活动情况。

1. 肩关节　①嘱患者向前、向上伸直双臂，再向后伸直双臂，观察肩关节前屈、后伸功能。②嘱患者双臂垂于体侧，两侧平伸并向上举过头；嘱患者双臂置于胸前，由一侧向另一侧摆动，以观察肩关节的外展和内收功能。③嘱患者屈肘后做外展动作，先将手置于脑后，再向下运动至腰后侧，以观察肩关节的外旋和内旋功能。

2. 肘关节　①嘱患者固定上臂，尽力屈臂触肩，以观察其屈曲功能；②嘱患者伸直手臂，观察其外展功能；③嘱患者将肘关节置于屈曲位，嘱其旋转手臂使手掌对地，再嘱患者反方向旋转手臂使手掌向上，观察其旋前和旋后功能。

3. 腕关节　嘱患者向下屈腕检查屈曲功能，伸直手腕以检查外展功能；嘱患者伸直手腕以检查尺侧和桡侧运动。

（二）下肢

1. 测量下肢长度　下肢全长测量是判断肢体是否缩短的最有价值的单项检查，但是，其结果本身并不能反映病变的位置。检查方法：①患者取仰卧位，双下肢伸直；②医生站在患者的右侧，将皮尺金属头置于髂前上棘，拉紧皮尺量至内踝中心或下缘（图10-6），两侧对比，反复测量直到取得准确、恒定的结果。注意骨盆倾斜可影响测量结果。

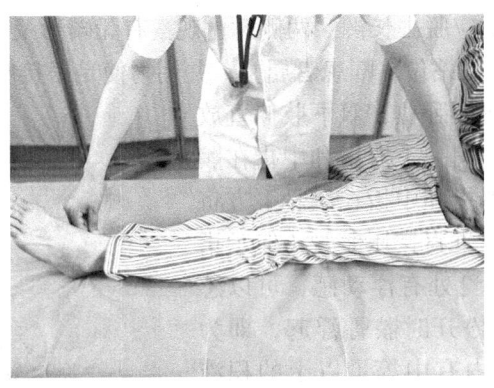

图 10-6　测量下肢长度

2. 髋关节

（1）观察髋关节的外形，注意髋关节的运动功能（表 10-2）。

表 10-2　髋关节各种运动的检查方法与正常反应

运动功能	检查方法	正常结果
屈曲功能	患者取仰卧位，屈膝（或伸膝），用力使膝关节靠近胸前（全髋关节置换术患者除外）	90°（伸膝）
		120°（屈膝）
外展功能	患者取仰卧位，双下肢伸直，嘱患者向两侧平移下肢远离中轴线	40°~50°
内收功能	患者取仰卧位，双下肢伸直，一侧下肢保持外展位，另一侧下肢由中轴线向对侧移动	20°~30°
旋转功能	患者取仰卧位，一侧膝关节屈曲，嘱患者分别向内侧和外侧转动下肢，同样方法检查	40°（内旋）
	另一侧下肢	45°（外旋）
伸展功能	患者取俯卧位或直立站位，嘱患者伸直下肢并尽力向后方运动	30°（过伸）

（2）检查髋关节的其他试验

1）"4"字试验：①患者取仰卧位，双下肢伸直；②医生站在患者的右侧，将患者一侧下肢屈曲，并使其外踝置于对侧髌骨上方；③医生用手下压其膝部，若同侧髋关节出现疼痛，即为阳性（图 10-7）。"4"字试验包括髋关节屈曲、外展和外旋 5 种运动，阳性说明髋关节有病变或内收肌痉挛。

2）托马斯征（Thomas 征）：①患者取仰卧位，充分屈曲一侧髋关节、膝关节，并使大腿紧贴腹壁，同时，使腰部紧贴于床面（图 10-8）；②医生站在患者的右侧，嘱患者将另一下肢伸直平放，若患者伸直的下肢不能平放在床上，或伸直下肢时身体向前移动，胸椎从床上抬起或腰部弓起，即 Thomas 征阳性，提示髋部病变和腰肌挛缩。

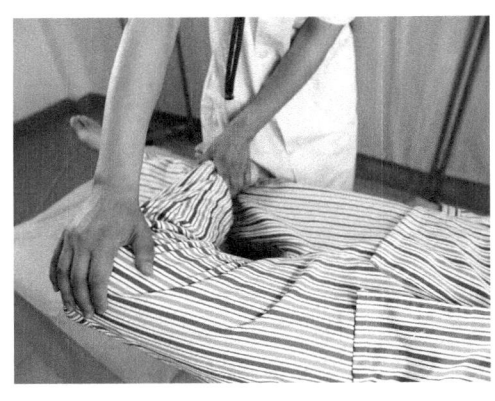

图 10-7　"4"字试验

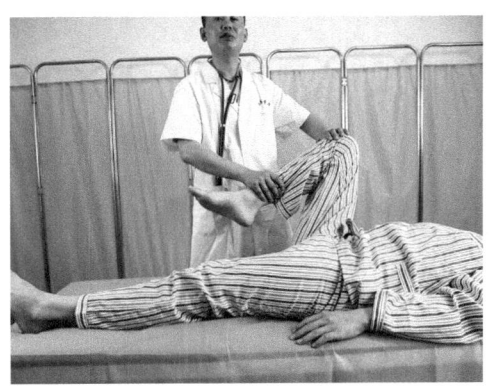

图 10-8　托马斯征

3. 膝关节 检查膝关节时应脱去长裤，两侧对比观察有无畸形及其运动情况。

（1）屈曲功能：患者取直立站位，嘱患者屈膝，并用力使足跟接触臀部。

（2）浮髌试验：①患者取仰卧位，双下肢伸直放松；②医生站在患者的右侧，用一手拇指和中指在髌骨上方压迫髌上囊，另一手拇指和中指在髌骨下方将液体挤入关节腔内，示指反复垂直按压髌骨（但示指不能离开髌骨皮肤），在髌上囊处有浮动感，可以感到下压时髌骨碰触关节面，松开时髌骨浮起，即为浮髌试验阳性，提示膝关节内有中等量以上的积液（图10-9）。

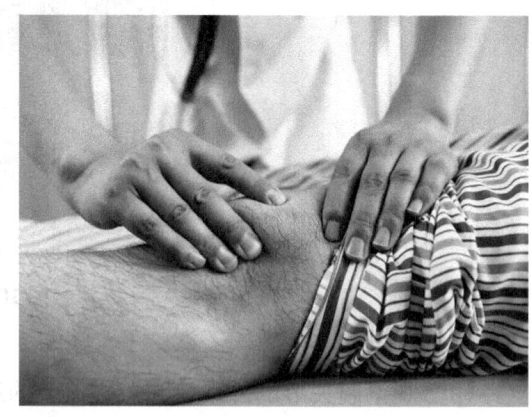

图 10-9 浮髌试验

（3）拇指指甲滑动试验：医生以拇指指甲背面沿髌骨表面自上而下滑动，如患者有明显疼痛，可疑为髌骨骨折。

（4）侧方加压试验：①患者取仰卧位，膝关节伸直；②医生站在患者的右侧，一手握住踝关节向外侧推抬，另一手置于膝关节外上方向内侧推压，使内侧副韧带紧张度增加。如膝关节内侧疼痛，则为阳性，提示内侧副韧带损伤；如向相反方向加压，外侧膝关节疼痛，提示外侧副韧带损伤。

4. 踝关节与足 检查时应将鞋袜脱去，左右对比观察。首先在不负重的情况下观察足弓是否正常、踝关节是否肿胀。足印对检查足弓、足的负重点及足宽很重要。

第十一章　神经系统检查

一、脑神经检查

脑神经共有 12 对，按其功能可分为 3 类：①特殊感觉神经：嗅神经、视神经、位听神经；②单纯运动神经：动眼神经、滑车神经、展神经、副神经、舌下神经；③混合神经（兼有运动和感觉功能）：三叉神经、舌咽神经、面神经、迷走神经。检查脑神经应按先后顺序进行，并注意左右对比，以免重复或遗漏。脑神经检查方法与正常结果见表 11-1 至表 11-3。

表 11-1　脑神经（特殊感觉神经）检查方法与正常结果

脑神经	检查方法	正常结果
嗅神经	（1）观察患者鼻腔是否通畅，以排除局部鼻黏膜病变 （2）请患者闭目，用手指压住一侧鼻孔，将松节油、薄荷水等物品置于另一侧鼻孔下，嘱患者说出所嗅到的气味 （3）采用相同方法检查对侧	可以识别气味，并能正确命名
视神经	视力、视野和眼底检查	视力正常，视野完整
听神经	（1）听力：粗测法检查听力 （2）前庭功能：旋转试验，外耳道灌注冷水、热水试验	正常可听见口哨声或表针滴答声 眼球运动正常，并能保持平衡，无头晕或眩晕症状

表 11-2　脑神经（单纯运动神经）检查方法与正常结果

脑神经	检查方法	正常结果
动眼神经、滑车神经、展神经	①检查瞳孔大小、形状和对光反射；②医生将示指置于患者眼前 30 cm 处，并嘱患者头部固定不动，随着示指移动而转动眼球	双侧瞳孔等大、等圆，对光反射存在眼球各方向运动保持平滑、一致
副神经	嘱患者做耸肩及转头动作时，医生给予一定的阻力，比较两侧胸锁乳突肌的力量和对称性	双肩、颈部在不同方向对阻力的抵抗是一致的
舌下神经	①嘱患者伸舌，观察有无伸舌偏斜、舌肌萎缩及肌束颤动；②嘱患者张口并左右晃动舌头，再向鼻端、颌侧伸舌；③医生用舌板在舌一侧施加阻力，并嘱患者用力推动压舌板，两侧对比舌肌力量；④嘱患者发"d""t""n""l"音，观察发音变化	伸舌居中，舌左右、上下运动一致，左右抵抗力一致，发音清晰

表 11-3 脑神经（混合神经）检查方法与正常结果

脑神经	检查方法	正常结果
三叉神经	①面部感觉：患者闭目，采用针、棉签以及冷水和热水试管测试面部（额、颊、颌）皮肤的痛觉、触觉和温度觉，并进行两侧及内外对比；②角膜反射：直接角膜反射、间接角膜反射；③运动功能：观察患者的咬肌、颞肌有无萎缩，然后双手同时触摸两侧咬肌或颞肌，嘱患者做咬牙及咀嚼动作，注意两侧收缩力是否相等。再嘱患者张口，以上下门齿缝为标准，观察张口时下颌有无偏斜	对轻触和尖锐刺激都有感知 直接反射、间接反射均存在 颌部闭合时两侧对称，张口时有抵抗
面神经	①运动功能：观察患者两侧额纹、眼裂、鼻唇沟和口角是否对称。嘱患者做睁眼、闭眼、皱眉、示齿、鼓腮、吹哨动作，观察动作能否正常完成，比较两侧面肌收缩是否对称；②味觉：嘱患者伸舌，用棉签分别蘸取糖、盐、奎宁、乙酸溶液涂于舌前部的一侧。患者不能讲话或缩舌，令其指出事先在纸上写好的"甜""咸""苦""酸"之一。每种溶液测试完，用温水漱口。采用相同的方法检查对侧并比较	面部运动和力量对称 舌两侧味觉一致
舌咽神经和迷走神经	①检查患者说话有无声音嘶哑、鼻音；②嘱患者张口，仔细观察其软腭及悬雍垂位置；③请患者发"啊"音，检查两侧软腭上抬是否有力，悬雍垂有无偏斜；④咽反射：用棉签或压舌板轻触左、右咽后壁黏膜	声音响亮、清脆；当患者发"啊"音时，软腭、悬雍垂抬起，且悬雍垂居中；咽反射可引出

二、运动功能检查

（一）检查握力

如果患者意识清楚，可检查其双手握力。医生伸出双手，要求患者尽最大力量握住医生的手指，并比较两侧手臂肌力（优势手的握力一般高于对侧）。

（二）检查下肢肌力

嘱患者抬高一侧下肢，医生从相反方向检查患者的抗阻力力量。如果患者意识丧失，可对每个甲床加压，观察患者是否有躲避动作，以检查每个肢体的肌力。

（三）检查肌张力

嘱患者肌肉放松，医生根据触摸肌肉的硬度，或对两侧肢体进行屈曲和外展活动，判断肌张力。

（四）观察不自主运动

患者在意识清楚的情况下，随意肌不自主收缩所产生的一些无目的的异常动作，如震颤、舞蹈样运动、手足徐动、偏侧投掷运动等。

（五）检查共济运动

检查共济运动常用的试验及临床意义见表 11-4。

表 11-4 检查共济运动常用的试验及临床意义

试验	检查方法	临床意义
指鼻试验	请患者手臂外展伸直，再以示指触摸自己的鼻尖，由慢到快、先睁眼后闭眼重复进行	①小脑病变：同侧指鼻不准；②感觉性共济失调，睁眼指鼻准确，闭眼时出现障碍

续表

试验	检查方法	临床意义
跟-膝-胫试验	患者取仰卧位,上抬一侧下肢,将脚跟置于另一下肢膝盖上。再沿胫骨前缘向下移动,先睁眼后闭眼重复进行	①小脑病变:动作不稳定;②感觉性共济失调:闭眼时动作障碍
轮替试验	请患者伸直手掌,并以前臂做快速旋前旋后动作	共济失调者动作缓慢、不协调
闭目难立征	请患者脚跟并拢站立,闭目,双手向前平伸	①小脑病变:身体摇晃或倾斜;②感觉性共济失调:睁眼能站稳,闭目时站立不稳

三、感觉功能检查

注意事项:①患者必须意识清醒;②医生应耐心向患者解释检查的目的与方法,以取得主动配合;③在安静环境中进行检查,使患者能认真体验和回答对各种刺激的真实感受;④嘱患者闭目,以避免主观或暗示作用;⑤要注意两侧、上下、远近部位的对比,以及不同神经支配区的对比;⑥检查顺序是先感觉缺失部位、后正常部位。

(一)浅感觉与深感觉

浅感觉与深感觉的检查方法与临床意义见表11-5。

表11-5 浅感觉与深感觉的检查方法与临床意义

分类	感觉	检查方法	临床意义
浅感觉	痛觉	用大头针轻刺皮肤,询问患者是否疼痛及疼痛程度,注意两侧对比	痛觉障碍见于脊髓丘脑侧束损伤
	温度觉	用分别盛有热水(40~50℃)或冷水(5~10℃)的玻璃试管接触患者皮肤,嘱其辨别冷、热感觉	温度觉障碍见于脊髓丘脑侧束损伤
	触觉	用棉签轻触患者的皮肤或黏膜,询问其有无感觉	触觉障碍见于脊髓丘脑前束和后索损伤
深感觉	运动觉	嘱患者闭目,医生用拇指和示指轻轻夹住患者的手指和脚趾两侧,向上或向下移动,嘱其说出移动的方向	运动觉障碍见于后索损伤
	位置觉	用振动着的音叉(128 Hz)柄置于骨突起处,如手指、脚趾、内外踝、膝盖、髂嵴、胸骨、桡尺茎突、鹰嘴等处,询问患者有无振动感觉,判断两侧有无差别	振动觉障碍见于后索损伤
	振动觉	嘱患者闭目,医生移动患者肢体至某一姿势,请其描述该姿势或用对侧肢体模仿	位置觉障碍见于后索损伤

(二)复合感觉

复合感觉的检查方法见表11-6。

表11-6 复合感觉的检查方法

感觉	检查方法
实体觉	嘱患者闭目,请患者触摸日常熟悉的物品,如钥匙、硬币、手表等,并说出物体的大小、名称和形状
定位觉	嘱患者闭目,医生用棉签轻触患者皮肤后,请其指出被触部位
两点辨别觉	嘱患者闭目,医生用钝脚分规的两脚同时接触皮肤,逐渐缩小两脚间距,直到患者感觉为一点时,测其两脚间距,两侧比较

四、神经反射检查

注意事项：①必须取得患者的充分合作，避免紧张，体位保持对称、放松，以利于反射的引出；②操作的部位和力度要一致，并两侧对比；③如两侧不对称或两侧明显改变时意义较大。

（一）浅反射

（1）角膜反射：患者取坐位或仰卧位，医生站在患者的右侧。直接反射：嘱患者向内上方注视，医生用细棉签毛由角膜边缘轻触患者角膜，患者迅速出现眼睑闭合反应（闭眼）。间接反射：刺激一侧角膜，对侧眼睑也迅速出现闭合反应。直接、间接反射皆消失见于患侧三叉神经病变（传入障碍）；直接反射消失，间接反射存在，见于患侧面神经瘫（传出障碍）；角膜反射完全消失，见于完全昏迷的患者。

（2）腹壁反射：患者取仰卧位，双下肢屈曲，腹壁放松；医生站在患者的右侧；医生用钝头竹签沿肋缘、平脐、腹股沟上，由外向内轻划腹壁皮肤（图11-1）；正常反射活动表现为腹壁肌肉收缩。

（3）提睾反射：患者取仰卧位（双下肢稍分开）或站立位，充分暴露会阴部和大腿内侧；医生站在患者的右侧；医生用钝头竹签由上而下轻划股内侧上部皮肤，引起同侧提睾肌收缩，睾丸上提。用同样方法检查另一侧。

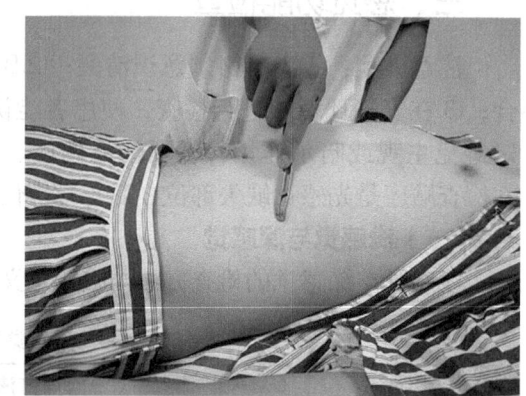

图11-1 腹壁反射的检查方法

（4）跖反射：患者取仰卧位（双下肢伸直），医生站在患者的右侧；医生用钝头竹签由后向前轻划脚底外侧至小趾根部，再转向小趾根部。

（5）肛门反射：患者取肘膝位，充分暴露肛门；医生站在患者的右侧；医生用钝头竹签轻划肛门周围皮肤，引起肛门外括约肌收缩。

（二）深反射

检查时要取得患者合作，肢体肌肉放松；医生采用均等的叩击力量进行检查，并注意两侧对比。

（1）肱二头肌反射：患者取坐位或卧位，肘关节自然放松屈曲45°。医生站在患者的右侧，将右手拇指或中指置于患者肱二头肌肌腱上，以叩诊锤叩击医生的右拇指或中指（图11-2）。反射活动表现为患者肱二头肌收缩，前臂快速屈曲。反射中枢为颈髓5~6节段，肌皮神经支配。

（2）肱三头肌反射：患者取坐位或卧位，上臂外展，肘部半屈曲于胸前，肘关节自然放松呈屈曲状。医生站在患者的右侧。医生左手轻托其肘部。以叩诊锤叩击鹰嘴上方的肱三头肌肌腱（图11-3）。反射活动表现为肱三头肌收缩，前臂伸展。反射中枢为颈髓6~7节段，桡神经支配。

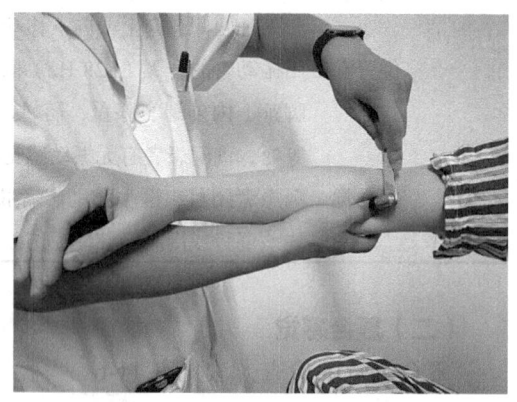

图11-2 肱二头肌反射检查方法

（3）桡骨膜反射：患者取坐位或卧位，腕关节自然放松，肘部半屈半旋前位；医生站在患者的右侧；医生以叩诊锤轻叩桡侧茎突（图11-4）。反射活动表现为肌收缩，肘关节屈曲，前臂旋前和手指屈曲。反射中枢为颈髓5~8节段，桡神经支配。

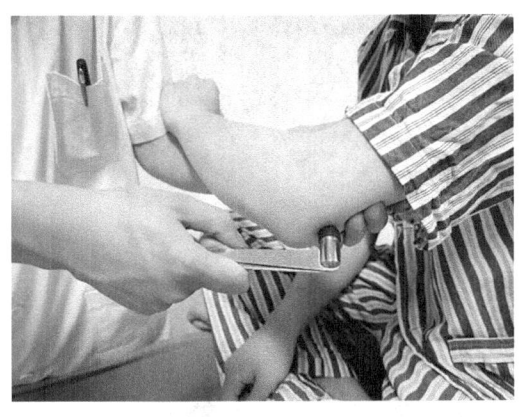

图 11-3 肱三头肌反射检查方法

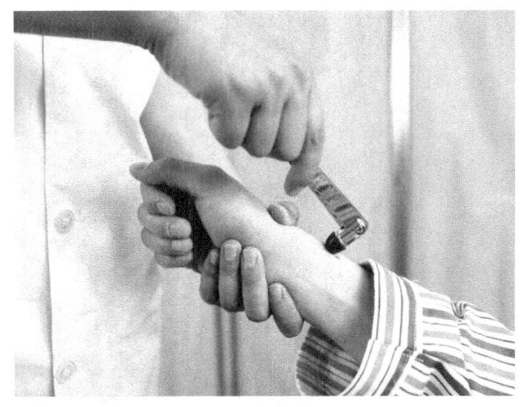

图 11-4 桡骨膜反射检查方法（坐位）

（4）膝反射：患者取坐位时，膝关节屈曲 100°，小腿下垂；患者取卧位时，医生用左手托其腘窝处，使膝关节呈 120° 屈曲。医生站在患者的右侧。嘱患者全身放松。以叩诊锤叩击髌骨下方的股四头肌肌腱（图 11-5，图 11-6）。反射活动表现为股四头肌收缩，小腿伸展。反射中枢为腰髓 2～4 节段，股神经支配。

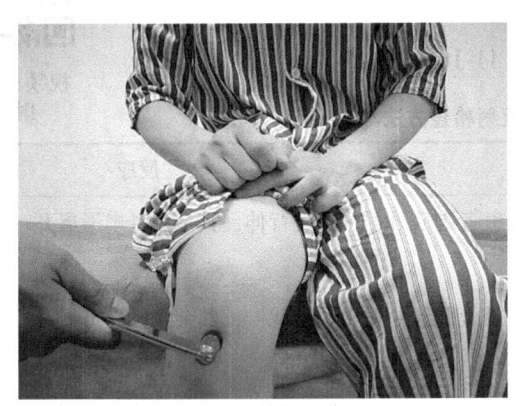

图 11-5 膝反射检查方法（坐位）

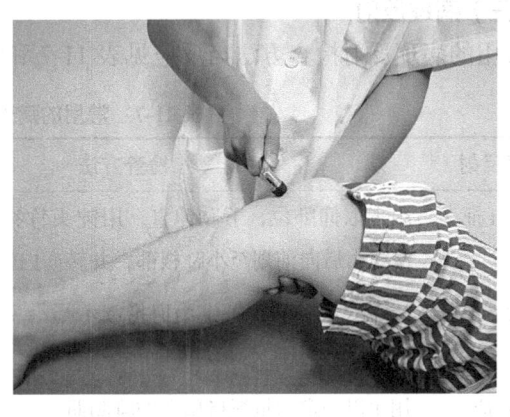

图 11-6 膝反射检查方法（卧位）

（5）跟腱反射：患者取仰卧位，膝关节稍屈曲，下肢外旋。医生站在患者的右侧。医生用左手将患者足背屈成直角，以叩诊锤叩击跟腱（图 11-7）。反射活动为腓肠肌收缩，足向跖面屈曲。反射中枢为脊髓 1～2 节段。

（6）阵挛

1）髌阵挛：患者取仰卧位，下肢伸直。医生站在患者的右侧。医生用拇指和示指按住其髌骨上缘，突然快速将髌骨向下推动数次，保持一定推力（图 11-8）。阳性反应为股四头肌有节律地收缩，使髌骨快速上下移动。

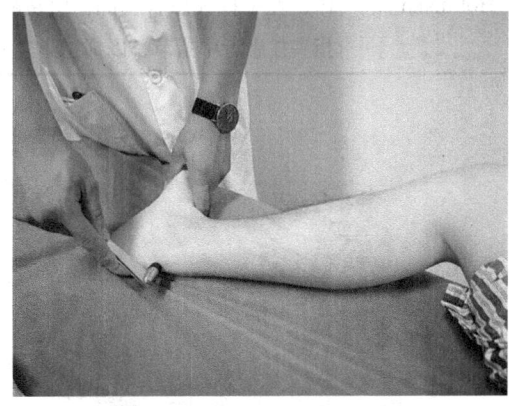

图 11-7 跟腱反射检查方法（仰卧位）

2）踝阵挛：患者取仰卧位，医生用左手托患者小腿后使膝部呈半屈曲，右手握其脚底快速向上用力使足背屈，保持一定推力（图 11-9）。阳性反应为踝关节节律性地往复伸屈动作。

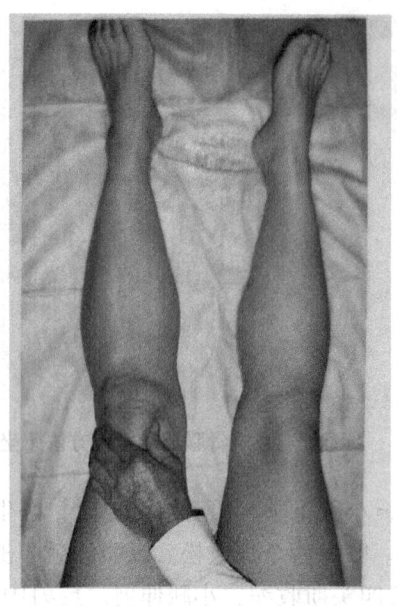

图 11-8　髌阵挛检查方法

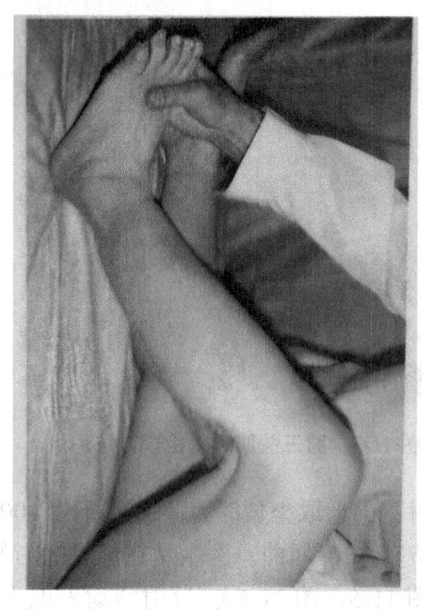

图 11-9　踝阵挛检查方法

（三）病理反射

常用的病理反射检查方法与反应见表 11-7 和图 11-10 至图 11-14。

视频：病理反射检查

表 11-7　常用的病理反射检查方法与反应

病理反射	检查方法	反应
Babinski 征	患者取仰卧位，下肢伸直，用钝头竹签沿患者脚底外侧缘，由后向前划至小趾根部，并转向内侧	踇趾背伸，其余四趾扇形展开
Oppenheim 征	患者取仰卧位，医生用拇指和示指沿患者胫骨前缘用力由上向下滑压	踇趾背伸，其余四趾扇形展开
Gordon 征	用手以一定力量捏挤患者的腓肠肌	踇趾背伸，其余四趾扇形展开
Chaddock 征	用钝头竹签在患者外踝下方由后向前轻划至趾跖关节处	踇趾背伸，其余四趾扇形展开
Hoffmann 征	医生左手握住患者腕部，使腕略背屈，以右手示指和中指夹住患者中指节，以拇指迅速弹刮患者的该指指甲	反射中枢为颈髓 7～胸髓 1 节段正中神经。阳性反应为其余四指掌屈动作

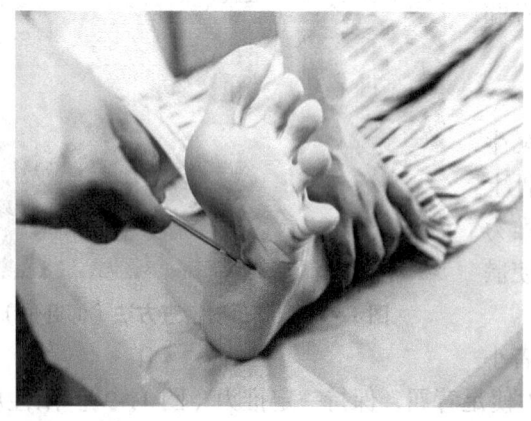

图 11-10　Babinski 征检查方法

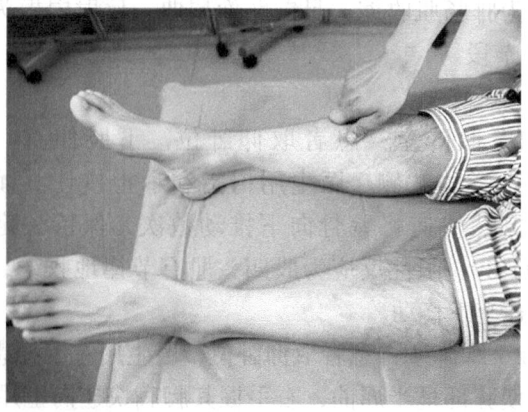

图 11-11　Oppenheim 征检查方法

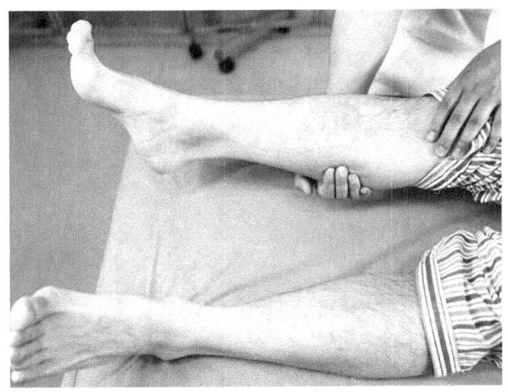

图 11-12 Gordon 征检查方法

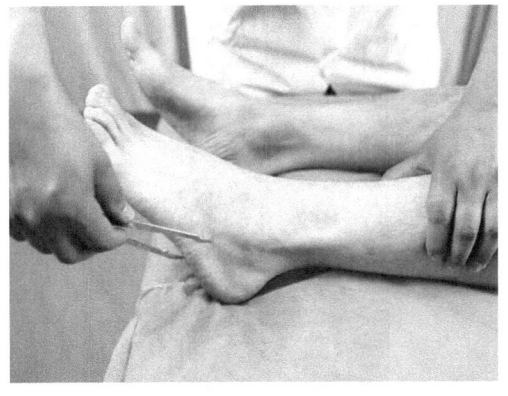

图 11-13 Chaddock 征检查方法

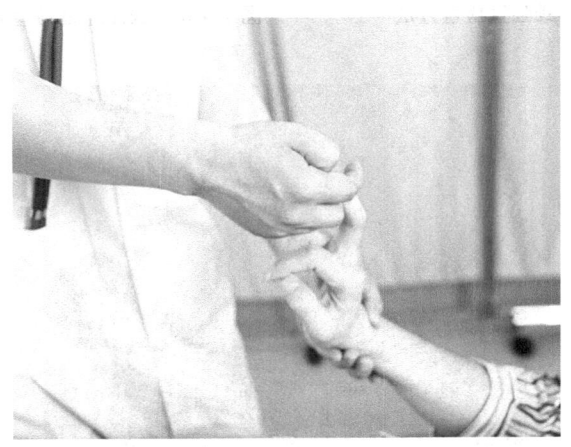

图 11-14 Hoffmann 征检查方法

(四) 脑膜刺激征

常见的脑膜刺激征检查方法与阳性反应见表 11-8 和图 11-15 ~ 图 11-17。

视频：脑膜刺激征检查

表 11-8 常见的脑膜刺激征检查方法与阳性反应

脑膜刺激征	检查方法	阳性反应
颈强直	患者取仰卧位，医生以一手托住其枕部，另一手置于其胸前，做屈颈动作，观察患者下颌是否能接触胸部	颈部阻力增加或颈强直，下颌不能接触胸部
Kernig 征	患者取仰卧位，医生将其一侧下肢髋、膝关节屈曲成直角，再将其小腿抬高伸膝（正常人可达 135° 以上）	伸膝受阻，并伴有疼痛和屈肌痉挛
Brudzinski 征	患者取仰卧位，下肢伸直，医生一手托起其枕部，另一手按于其胸前	头部屈曲时，双髋与膝关节同时屈曲

五、自主神经功能检查

(一) 一般检查

主要观察皮肤黏膜、毛发与指甲、出汗以及二便情况。

(二) 自主神经反射

通过检查眼心反射、卧立位试验、皮肤划痕试验、竖毛反射和发汗试验，判断交感神经和副交感神经功能（表 11-9）。

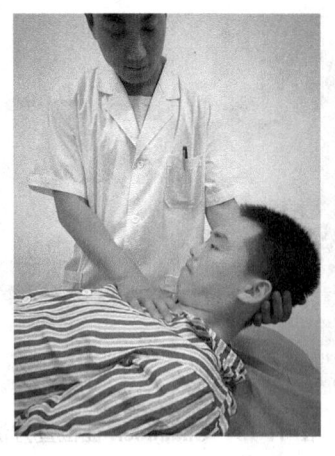
图 11-15 颈强直检查方法

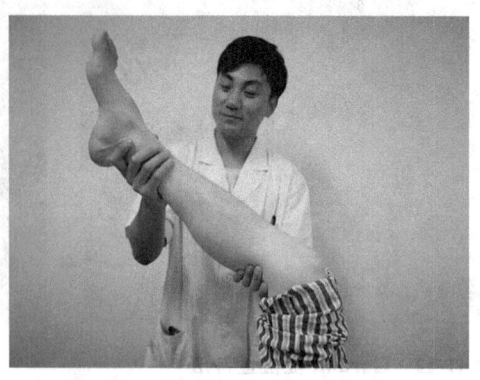
图 11-16 Kernig 征检查方法

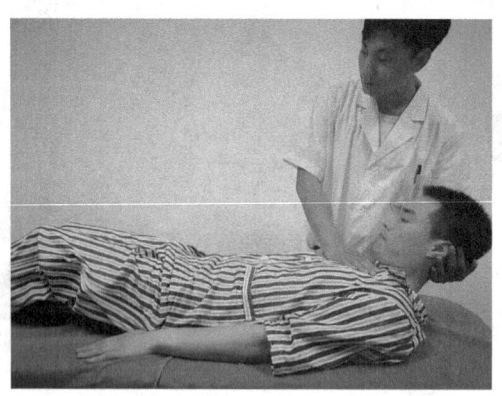
图 11-17 Brudzinski 征检查方法

表 11-9 自主神经反射的检查方法与临床意义

检查内容	检查方法	临床意义
眼心反射	嘱患者安静卧床，双眼自然闭合，计数 1 分钟脉率，再嘱患者闭眼后双眼球下移，医生用手指压迫患者双侧眼球 20～30 秒后计数 1 分钟脉率	正常时脉率可减慢 10～12 次/分。脉率无改变提示迷走神经麻痹；脉率不减慢或反而加快提示交感神经功能亢进
卧立位试验	患者在平卧位时计数 1 分钟脉率，迅速起立再计数 1 分钟脉率	脉率增加 10～12 次/分，提示交感神经兴奋性增高；脉率减慢 10～12 次/分，提示迷走神经兴奋性增高
皮肤划痕试验	用竹签在皮肤上适度加压划一直线	正常反应：数秒后呈白线条，而后变为红线条。白线条持续超过 5 分钟提示交感神经兴奋性增高；红线条迅速出现并明显增宽隆起，提示副交感神经兴奋性增高或交感神经麻痹
竖毛反射	将冰块置于患者颈部（或腋下）皮肤，引起竖毛反应，7～10 秒时最明显，以后逐渐消失	根据反射障碍的部位判断交感神经功能障碍的范围
发汗试验	用碘 1.5 g、麻油 10 ml 与 95% 乙醇 100 ml 混匀，涂于皮肤，干燥后再敷以淀粉。皮下注射毛果芸香碱 10 mg，引起出汗	出汗处皮肤变蓝色，无汗处皮肤颜色不变

第十二章　系统体格检查

一、系统体格检查的原则

系统体格检查是一种采用多种检查手法获得患者健康资料的方法，由于操作的局限性，尚无一个例行的检查程序。不同的医生可能倾向于选择不同的检查顺序。一般情况下，医生对大多数患者都能进行常规检查或基本检查，且对相同年龄或性别的患者采取大致相同的检查方法与顺序。医生必须掌握有效的、系统的检查方法，以获得更有效的资料，因此，体格检查必须遵循一些原则。

1. 按部位检查、按系统思考　为了检查方便，减轻患者的痛苦，医生可按照部位进行体格检查，但必须按照系统进行思考，这对确立正确的诊断十分重要。

2. 检查顺序合理、有效　对所有患者都应采取从头到脚、先前面后背部的顺序（图12-1，图12-2），以免遗漏检查部位或体征，同时还能掌握正常变异。科学合理、规范有序的体格检查，既可以最大限度地保证体格检查的效率，又可以减少患者的不适，同时也方便医生的操作。

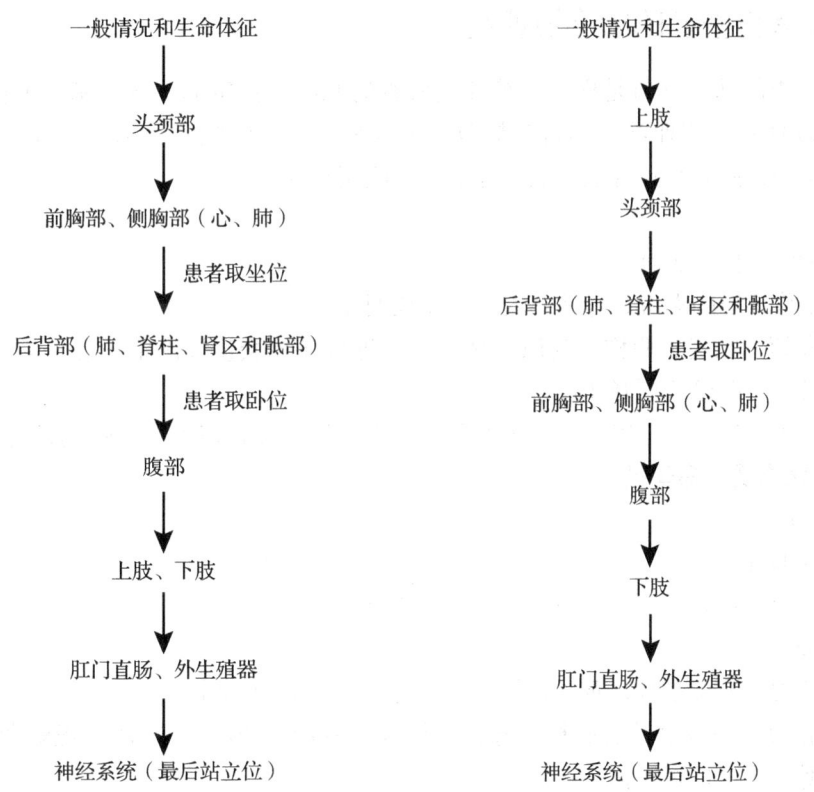

图 12-1　系统体格检查顺序（患者取仰卧位）　　图 12-2　系统体格检查顺序（患者取坐位）

3. 尽量减少患者体位的变动　过多的、不恰当的体位变动都会增加患者和医生的不适感，且浪费时间。因此，系统体格检查时患者最好只变动1~2次体位。

4. 尊重和保护患者的隐私　医生要尊重患者，注意保护患者的隐私。采用专业的、娴熟的检查手法可以得到患者的有效配合与支持，可以极大地减少检查敏感部位（如乳房、生殖器和肛门等）所产生的误会。

5. 局部检查与全身检查相结合　在实际工作中，有些患者不需要进行系统体格检查，尤其是对就诊间隔时间较短的复诊患者，或仅有局部病变的患者，此时采用局部检查或重点检查即可达到目的。但一定要结合患者的实际情况，具体问题具体分析。

6. 保证患者的知情权　在进行体格检查时，要让患者了解体格检查的计划、内容和顺序，及时预见医生的操作，以便有效地配合医生的检查。

7. 与患者有效沟通和交流　医生在观察患者的同时，患者也在注意医生的言行。所以，医生要建立与患者的有效沟通和交流，特别注意其面部表情与体态语，不要随意发表评论，确保语言交流与非语言交流都能传递有效的医学信息与专业精神，以取得患者的最大信任与配合。

8. 坚持原则但又有灵活性　系统体格检查必须坚持系统全面、合理有序，但还要注意具体操作的灵活性。面对急诊患者、重症患者，在重点检查后，立即进行抢救或治疗，待病情稳定后再补充遗留的检查内容。若患者不能坐起，则背部检查只能在侧卧状态下进行。肛门、直肠、外生殖器应根据病情需要确定是否检查，如确需检查，应注意保护患者的隐私。

9. 检查手法既娴熟又规范　体格检查的手法具有很强的技艺性，务求规范、合理、娴熟，并应用得当。

10. 手脑并用，用心思考　在系统体格检查时，强调边检查、边思考，正确评价检查结果；边检查、边与患者沟通，以便进一步核实补充检查内容。

二、系统体格检查的顺序及项目

系统体格检查的基本项目是根据系统体格检查的原则而拟定的，按照基本项目进行体格检查，有利于医生养成良好的职业习惯和行为规范，也有利于完成住院病历书写。按照基本项目反复实践，可以熟能生巧，**面对具体情况也能合理取舍**，应用自如。

（一）准备

（1）准备和清点检查工具。

（2）保证工作环境的温暖、舒适、安静、光线明亮。

（3）自我介绍（姓名、职称，与患者握手，并进行简短交谈以融洽医患关系），向患者说明检查的目的与意义，协助患者摆好体位。

（4）医生戴无菌帽子、口罩，穿好工作服，洗手（最好患者在场），站在患者右侧。

（二）一般状态及生命体征

1. 一般状态

（1）患者取仰卧位。

（2）观察发育、营养、神志、面容、表情、体位。

2. 生命体征

（1）测量体温：取温度计，观察汞柱高度，置于左腋下10分钟。

（2）触诊脉搏：一般触诊右侧桡动脉，节律规整者检查30秒，节律不规整者检查1分钟，同时触诊双侧脉搏，注意是否对称。

（3）测量呼吸频率：至少30秒，注意节律、类型和深度。

(4)测量血压:一般测量右上臂血压。右上臂外展约45°,肘部置于心脏同一水平,将袖带缚于上臂(距肘窝2~3cm),气囊对准肱动脉。触摸肱动脉,将听诊器胸件置于肱动脉搏动处。向气囊充气、放气并听诊动脉音,两眼平视汞柱升降。测量2次,取平均值报告。如果收缩压或舒张压2次测量结果相差达5 mmHg以上,应测量第3次,取3次血压值的平均值报告。

(三)头部及颈部

1. 头颅及面部

(1)观察患者头颅外形,触诊头颅。注意观察头颅大小,有无畸形,有无异常隆起及凹陷,有无疼痛等;观察头发分布、密度、颜色和光泽,有无折断现象。

(2)观察面部颜色,有无水肿、瘢痕、皮疹、损伤等。

(3)观察两侧面部是否对称(额纹、眼裂、鼻唇沟和口角),检查面部的痛觉、触觉和温度觉,并两侧对比。

2. 眼

(1)检查患者的视力(粗测法)。

(2)观察患者眉毛、睫毛的分布,眼睑有无水肿,用拇指在内眦部压迫小囊,观察有无分泌物。

(3)嘱患者往上看,双手拇指翻双眼下眼睑,观察下眼睑、巩膜及结膜。

(4)嘱患者往下看,以拇指和示指先后翻开左、右上眼睑,观察上眼睑、巩膜及结膜。

(5)检查患者的眼球有无突出或凹陷。

(6)检查患者的眼球运动功能,按照6个方位检查眼球运动:水平向左—左上—左下,水平向右—右上—右下。

(7)检查患者的角膜、瞳孔,角膜反射。

(8)检查患者的直接对光反射与间接对光反射。

(9)检查患者的集合反射。

3. 耳

(1)观察患者的双侧耳郭有无畸形,触诊有无压痛及牵拉痛,触诊耳前淋巴结。

(2)观察患者的外耳道有无异常分泌物,观察鼓膜(可用耳镜)状况。

(3)触诊患者的双侧乳突,触诊耳后淋巴结。

(4)检查患者的双侧听力(采用粗略的方法)。

4. 鼻

(1)观察患者的鼻外形有无畸形,颜色有无变化,观察有无鼻翼扇动。

(2)借助手电筒照明,检查患者的鼻前庭。

(3)检查患者的鼻孔通气情况,检查患者的嗅觉,并两侧对比。

(4)检查患者的双侧额窦有无压痛,注意肿胀、压痛、叩痛等。

(5)检查患者的双侧筛窦有无压痛,注意压痛。

(6)检查患者的双侧上颌窦有无压痛,注意肿胀、压痛、叩痛等。

5. 口、咽

(1)观察患者有无鼻音、声音嘶哑或失声,有无饮水呛咳。

(2)观察患者的口唇、颊黏膜、腮腺开口处、牙齿、牙龈、舌质、舌苔(用压舌板和手电筒)。

(3)嘱患者舌尖顶住上腭,观察其口底。

(4)将压舌板放在患者舌的前2/3与后1/3交界处,嘱患者发"啊"音,观察其腭弓、扁桃体、咽后壁及悬雍垂,检查咽反射。

(5)检查两侧软腭和咽后壁黏膜，观察其感觉有无变化以及两侧是否对称。

(6)嘱患者伸舌，观察其有无偏斜，嘱患者露齿、鼓腮。

(7)检查患者舌的味觉，并两侧对比。

(8)嘱患者咬紧牙齿，触诊其双侧咀嚼肌。

6. 颈部

(1)观察患者颈部皮肤颜色，有无水肿、瘢痕、皮疹、损伤等。观察颈部外形、颈动脉搏动情况，有无静脉怒张。

(2)观察患者颈部肌肉有无萎缩，比较两侧肌力。

(3)触诊患者颌下、颏下、颈后、颈前、锁骨上淋巴结。

(4)去枕，检查患者有无颈强直。

(5)取仰卧位，触诊患者甲状腺是否肿大，检查有无压痛，触诊甲状腺峡部。

(6)头稍向左倾斜，配合吞咽动作，按正确手法检查患者的甲状腺左叶。

(7)头稍向右倾斜，配合吞咽动作，按正确手法检查患者的甲状腺右叶。

(8)分别触诊左、右颈动脉。

(9)触诊患者的气管位置。

(10)听诊颈部（甲状腺、血管）杂音。

（四）胸部

1. 前胸部、侧胸部和肺

(1)正确暴露胸部。观察胸部皮肤颜色，注意有无水肿、瘢痕、皮疹、损伤等。

(2)观察患者的胸廓外形，有无畸形。两眼与胸同高，观察前胸有无异常凹陷与隆起，有无胸壁静脉曲张，乳房、乳头外形是否对称。

(3)观察患者的呼吸运动有无增强或减弱。

(4)触诊患者的肋间隙、胸廓有无压痛。

(5)触诊左右乳房（4个象限和乳头）。

(6)触诊腋窝淋巴结（用右手触诊左侧腋窝，用左手触诊右侧腋窝）。

(7)检查患者的胸廓扩张度，注意前胸和后胸（上、中、下）的变化，并左右对比。

(8)嘱患者发长音"yi"，以全手掌检查语音震颤（上、中、下），并左右对比。

(9)检查有无胸膜摩擦感。

(10)寻找胸骨角，确定肋间。

(11)叩诊肺部：先从左侧第1肋间开始，两侧对称叩诊，逐个肋间向下，每个肋间至少叩诊两处，自上而下，由外向内，双侧对比。

(12)叩诊肺下界：先叩诊锁骨中线肺下界，再叩诊腋中线肺下界。

(13)听诊前胸部：先从左侧第1肋间开始，逐个肋间向下，两侧对称听诊，每个肋间至少听诊两处，自上而下，由外向内，双侧对比。

(14)检查患者的听觉语音，注意前胸和后胸（上、中、下）的变化，并左右对比。

(15)检查有无胸膜摩擦音。

2. 心脏

(1)观察患者的心尖搏动位置、强度及范围（医生的视线与患者心尖部呈切线）。

(2)观察心前区有无异常隆起（两眼与患者胸部同高，平视）。

(3)触诊心尖搏动（中指、示指并拢触诊法，手掌或手掌尺侧触诊法）。

(4)触诊心前区有无异常搏动及震颤。

（5）触诊心前区有无心包摩擦感。

（6）寻找胸骨角，确定肋间。

（7）叩诊左侧心脏相对浊音界：先从心尖搏动最强点外 2~3 cm 处开始，由外向内叩诊，至浊音处用笔标记一点，逐个肋间向上，至第 2 肋间，共 4 个点。

（8）叩诊右侧心脏相对浊音界：先从右锁骨中线叩出肝上界，于其上一肋间（第 4 肋间）由外向内叩诊，逐个肋间向上，至第 2 肋间，分别做标记，共 3 个点。

（9）自下而上测量各个肋间心浊音界标记点至前正中线的距离，先测量心左界，后测量心右界（需用两把直尺测量）。

（10）测量左锁骨中线至前正中线的距离。

（11）听诊二尖瓣区（心率、节律、心音、额外心音、杂音、摩擦音）。

（12）听诊肺动脉瓣区（心音、杂音、摩擦音）。

（13）听诊主动脉瓣区（心音、杂音、摩擦音）。

（14）听诊主动脉瓣第二听诊区（心音、额外心音、杂音、摩擦音）。

（15）听诊三尖瓣区（心音、额外心音、杂音、摩擦音）。

3. 后胸部、肾区及脊柱

（1）请患者坐起，双手抱肘，暴露后胸部。

（2）观察皮肤颜色，注意有无水肿、瘢痕、皮疹、损伤等。观察后胸部有无畸形，观察呼吸运动。

（3）检查胸廓活动度及其对称性。

（4）检查语音震颤，两侧对比。

（5）检查有无胸膜摩擦感。

（6）通过第 12 浮肋或肩胛下角可定出肋间。

（7）叩诊肺部：由上至下逐个肋间叩诊，并注意两侧对比。

（8）叩诊肩胛线肺下界：先确定肩胛下角位置，平静呼吸，由上至下叩诊，做标记。

（9）叩诊肩胛线肺下界移动度：深吸气后屏气，沿平静呼吸所做标记向下叩出肺下界最低点并标记；同样，深呼气后屏气，沿平静呼吸所做标记由下向上叩出肺下界最高点，测量两点的距离即肺下界移动度。

（10）听诊两肺呼吸音，由上至下，两侧对比。

（11）检查听觉语音。

（12）检查胸膜摩擦音。

（13）检查双侧肋脊角压痛点、肋腰点压痛点。

（14）检查双侧肾区有无叩击痛。

（15）检查脊柱有无叩击痛（直接或间接叩击法）。

（16）检查脊柱有无侧弯、前后凸及压痛。

（17）检查棘突有无压痛及叩击痛。

（五）腹部、四肢、神经反射

1. 腹部

（1）请患者取仰卧位，充分暴露腹部，屈膝、腹肌放松，双上肢置于躯干两侧，平静呼吸。

（2）观察腹部皮肤颜色，注意有无水肿、瘢痕、皮疹、损伤等。观察腹部外形，是否对称，观察脐部形状，腹式呼吸是否受限，有无腹壁静脉曲张，有无瘢痕及条纹。

（3）医生蹲下，两眼与患者腹部同高，观察有无胃型、肠型、蠕动波。

（4）听诊肠鸣音并计数（至少1分钟），听诊腹部血管杂音。

（5）浅触诊腹部9区（原则是先触诊健康部位，逐渐移向病变区域，并进行比较；健康检查时一般自左下腹开始，逆时针触诊至脐部）。

（6）深触诊腹部9区（原则是先触诊健康部位，逐渐移向病变区域，并进行比较；健康检查时一般自左下腹开始，逆时针触诊至脐部）。

（7）指导患者做加深的腹式呼吸2~3次，在右锁骨中线上触诊肝（双手触诊法，单手触诊法）。

（8）在剑突下触诊肝。

（9）检查肝颈静脉回流征。

（10）触诊胆囊，检查Murphy征。

（11）触诊脾（右侧卧位、仰卧位，双手触诊法）。

（12）触诊左、右肾（双手触诊法）。

（13）检查输尿管压痛点（季肋点，上、中输尿管点）。

（14）检查液波震颤。

（15）检查振水音。

（16）叩诊腹部9区（从左下腹部开始，逆时针顺序叩诊）。

（17）叩诊肝上界、肝下界（右锁骨中线）。

（18）检查有无肝区叩击痛、胆囊区叩击痛。

（19）叩诊移动性浊音，经脐平面先左后右逐渐叩诊。

（20）检查腹壁反射。

2. 上肢

（1）正确暴露上肢，观察两侧上肢是否对称，有无畸形，皮肤有无异常。

（2）观察双手掌面及背面，检查皮肤弹性。

（3）检查双手有无杵状指、发绀及其他异常。

（4）检查指间关节及掌指关节。

（5）嘱患者握拳，检查其握力。

（6）检查腕关节（背伸、掌屈）。

（7）检查肘关节有无压痛，活动有无受限（屈、伸、旋前、旋后）。

（8）检查上臂肌力、肌张力，两侧对比。

（9）检查滑车上淋巴结（两侧）。

（10）正确暴露肩部，观察肩关节有无畸形。

（11）触诊肩关节及其周围，观察肩关节活动度。

（12）检查上肢的触觉（或痛觉），两侧对比。

（13）检查双侧腋窝淋巴结（右手检查左侧，左手检查右侧）。

（14）检查深反射（肱二头肌反射、肱三头肌反射、桡骨膜反射）。

（15）检查Hoffmann征。

3. 下肢

（1）正确暴露下肢，观察两下肢是否对称，下肢皮肤有无溃疡、结节、出血点，有无静脉曲张。

（2）触诊腹股沟区有无肿块、疝等。

（3）触诊双侧股动脉搏动（必要时进行听诊）。

（4）触诊双侧腹股沟淋巴结。

（5）检查髋关节活动（屈髋、内旋、外旋）。
（6）观察膝关节有无红肿。
（7）触诊膝关节和浮髌试验。
（8）检查膝关节活动（屈、伸）。
（9）检查下肢肌张力及肌力。
（10）观察踝关节及足趾（有无红肿、杵状趾等）。
（11）触诊足背动脉。
（12）用右手示指按压踝或胫前3秒，观察有无水肿。
（13）检查下肢的触觉（或痛觉）。
（14）检查深反射（跟腱反射、膝腱反射、髌阵挛、踝阵挛）。
（15）检查病理反射（Babinski征、Oppenheim征、Gordon征、Chaddock征、Gonda征）。
（16）检查脑膜刺激征（Kernig征、Brudzinski征）。
（17）检查直腿抬高试验。

（六）肛门、直肠与生殖器（必要时进行检查）

1. 肛门、直肠

（1）患者取左侧卧位，右腿屈曲。
（2）观察肛门、肛周、会阴区。
（3）戴上手套，示指涂以润滑剂行直肠指检。
（4）观察指套有无分泌物。

2. 外生殖器

（1）解释检查的必要性，并注意保护患者隐私。
（2）患者取舒适体位，确认患者已排空尿液。

男性：

（3）视诊阴毛、阴茎、龟头颈、阴茎龟头、包皮。
（4）视诊尿道外口。
（5）视诊阴囊，必要时做提睾反射。
（6）触诊双侧睾丸、附睾、精索。

女性：

（3）视诊阴毛、阴阜、大小阴唇、阴蒂。
（4）视诊尿道口及阴道口。
（5）触诊阴阜、大小阴唇。
（6）触诊尿道旁腺、前庭大腺。

（七）共济运动、步态与腰椎运动

（1）患者取站立位。
（2）检查指鼻试验（睁眼、闭眼）。
（3）检查双手快速轮替运动。
（4）观察步态。
（5）检查屈腰、伸腰运动。
（6）检查腰椎侧弯、旋转运动。

（八）检查结束后的工作

整理好患者的衣物，恢复患者舒适体位，感谢患者的合作，并与患者道别。

三、系统体格检查中常见的问题

系统体格检查是最重要的临床基本能力之一，必须反复练习、反复实践、不断强化、不断完善，才能使检查全面系统、重点突出、从容流畅、取舍得当。在系统体格检查中，常存在一些问题，对于医学生来说，必须克服或纠正，以形成良好的习惯和正确的思路。

1. 准备不充分，缺乏系统性　缺乏思想准备和组织安排，导致检查项目遗漏或重复，检查顺序颠倒。缺乏规范系统的训练，对系统体格检查的目的、内容和方法心中无数。

2. 病史不详细，缺乏重点性　由于病史采集不详细，健康资料不齐全，导致检查重点不突出或检查重点有误。

3. 站位不准确，体位不规范　在进行体格检查时，医生一般站在患者右侧，并指导患者采取恰当、规范的体位。如腹部检查时，患者应采取仰卧位并将双下肢屈曲。测量血压时，无论患者取坐位还是卧位，必须注意肘部、血压计水银柱"0"位、心脏的位置。

4. 左右不对比，检查手法不熟练

（1）左右对比是体格检查的基本原则之一，由于个体不同，许多检查结果，如呼吸音、心音、脏器大小等缺乏对比性。因此，只有身体对称部位的变化才有对比性。

（2）不熟悉体格检查的手法和不掌握重点，如触诊甲状腺时的两手配合，异常呼吸音、啰音、心脏杂音的鉴别，肝、脾触诊时的呼吸配合等。

5. 重理论只会背，轻实践不会做　在体格检查时，有些医学生甚至临床医生只会动口，不会动手，只会背操作步骤，不会实际操作。另外，叩诊肺部时叩不出声音，触诊肝、脾时不会配合呼吸运动，找不到 McBurney 点，不会测量头围等。

6. 配合不恰当，工具不会用

（1）在体格检查时要注意与患者配合，尤其是检查某些脏器（如肝、脾、心脏、肺等）时，一定要配合呼吸、体位或某些动作。如触诊甲状腺时要配合吞咽动作，听诊肺部时要请患者深呼吸，以便有效地检查器官状态等。

（2）在体格检查时，常采用简单的工具，如听诊器、叩诊锤、压舌板、血压计等。可是在实际操作中，经常发生听诊器耳件戴反、血压计袖带位置不准、不会使用压舌板等情况。

7. 忽视小细节，善始不善终

（1）在体格检查中，最容易忽略耳、鼻、颈部血管、腋窝、腹股沟、肛门直肠和生殖系统的检查。

（2）在体格检查中，最容易忽视的是对患者的体贴与关怀，如用冰冷的手直接触诊患者，或用冰冷的听诊器胸件直接听诊患者（应提前温暖一下手或听诊器胸件）。另外，也缺乏与患者的有效沟通交流。

（3）检查完毕，不感谢患者的配合，不将患者恢复至最舒适的体位，不整理患者的衣服或被褥，不整理检查工具等。